Dr Clément THOMAS

DE L'UNIVERSITÉ DE PARIS

CONTRIBUTION A L'ÉTUDE

DES

TUMEURS TUBERCULEUSES PRIMITIVES

DES FOSSES NASALES

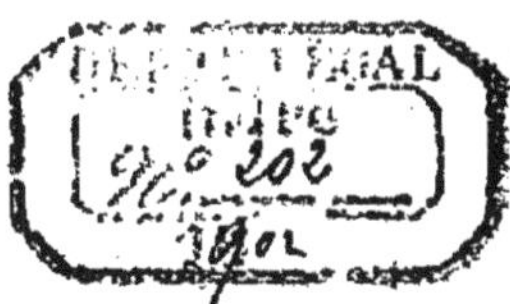

PARIS

Jules ROUSSET

36, RUE SERPENTE

1902

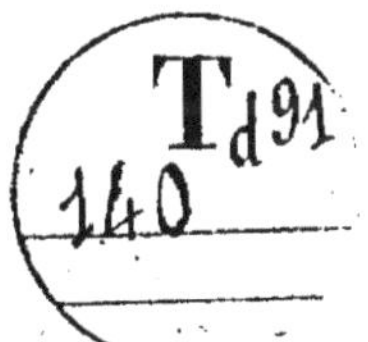

Dr CLÉMENT THOMAS

DE L'UNIVERSITÉ DE PARIS

CONTRIBUTION A L'ÉTUDE

DES

TUMEURS TUBERCULEUSES PRIMITIVES

DES FOSSES NASALES

PARIS

Jules ROUSSET

36, RUE SERPENTE

1902

A MON PÈRE ET A MA MÈRE

Hommage de profonde reconnaissance.

A MON FRÈRE

A MES AMIS

A MONSIEUR LE DOCTEUR DE BEURMANN

Médecin de l'hôpital Saint-Louis,
Chevalier de la Légion d'honneur

A MONSIEUR LE DOCTEUR MARION

Professeur agrégé à la Faculté de médecine,
Chirurgien des hôpitaux.

MONSIEUR LE DOCTEUR LERMOYEZ

Médecin des hôpitaux,
Chef du service oto-rhino-laryngologique à
l'hôpital Saint-Antoine,
Chevalier de la Légion d'honneur.

INTRODUCTION

Parmi les nombreuses affections des fosses nasales,
il en est une que sa rareté n'a permis d'étudier que
d'une façon sommaire dans les ouvrages classiques, et
qui n'a pas encore été l'objet d'une monographie complète : nous voulons parler de la tuberculose primitive
des fosses nasales, se présentant sous la forme de
*tumeur isolée, de grosseur variable, et ayant son siège
habituel à la partie antérieure de la cloison.*

Ayant eu l'occasion, grâce à l'amabilité des docteurs
Furet et Veillard, d'étudier cette lésion chez une malade
soignée à la clinique de laryngologie du docteur Lubet
Barbon, il nous a paru intéressant de rechercher, dans
l'histoire des maladies des fosses nasales, tous les documents et les observations concernant cette forme localisée et spéciale de la tuberculose.

Nous avons pu ainsi recueillir de l'année 1879, date
de la première observation de tumeur nasale d'origine
tuberculeuse signalée par Tornwaldt, jusqu'à nos jours
41 cas de cette forme spéciale de l'infection bacillaire.

Nous nous sommes surtout attaché, après avoir étudié son étiologie et sa symptomatologie, à la différencier des autres tumeurs des fosses nasales avec lesquelles on pourrait le plus facilement la confondre, et nous avons surtout insisté sur le traitement qui, dans cette forme bénigne, est d'une efficacité incontestable, et amène, sauf de rares exceptions, la guérison définitive.

Qu'il nous soit permis, avant d'aborder notre sujet, de présenter aux maîtres sous les ordres desquels nous avons eu l'honneur de nous trouver, l'expression de notre sincère gratitude.

Que M. le docteur de Beurmann, médecin de l'hôpital Saint-Louis, veuille bien accepter l'hommage de notre profonde reconnaissance, pour l'intérêt dont il n'a cessé de nous entourer depuis le début de nos études médicales.

Sa bienveillance pour nous et son précieux concours ne nous ont jamais fait défaut; nous l'en remercions bien sincèrement.

Nous n'oublions pas que c'est grâce à l'obligeance des docteurs Furet et Veillard que nous devons le sujet de notre thèse ; nous leur en sommes très reconnaissant.

Toute notre gratitude va à M. le docteur Marion, chirurgien des hôpitaux, qui fut notre premier maître à Paris et dont nous avons toujours pu apprécier depuis plusieurs années le bienveillant accueil.

Notre maître, M. le docteur Lermoyez, a bien voulu nous accepter dans son service; il nous a fait l'honneur de nous aider de ses conseils et nous fournir des documents pour notre thèse ; qu'il nous permette de lui adresser nos sincères remerciements et notre respectueuse gratitude pour les preuves de bienveillance et les marques d'intérêt qu'il nous a toujours données.

Nous remercions bien vivement M. le professeur Tillaux du grand honneur qu'il a bien voulu nous faire en acceptant la présidence de notre thèse.

HISTORIQUE

C'est Bayle qui, le premier, en 1820, dans ses travaux sur la tuberculose, fit mention dans son livre, *Recherches sur la phtisie pulmonaire*, des ulcérations tuberculeuses des fosses nasales.

Après lui, Willigk, en 1853, sur 476 autopsies de tuberculeux, pratiquées à l'Institut anatomo-pathologique de Prague, signala un cas d'ulcération tuberculeuse de la cloison.

En 1876, Laveran, dans une communication à la Société médicale des hôpitaux ; en 1878, le docteur Spillmann, dans sa thèse d'agrégation sur la tuberculose des muqueuses, et Riedel, dans la même année, relatent quelques faits de tuberculose des fosses nasales.

Mais il s'agissait, dans ces observations, des formes secondaires et ulcéreuses de la tuberculose nasale, et si nous les avons citées, c'est qu'il était intéressant, au point de vue purement historique, de rechercher quels étaient les premiers auteurs qui avaient fait mention de cette localisation de la tuberculose.

C'est à Tornwaldt, en l'année 1880, qu'est due la première observation de tumeur des fosses nasales, d'origine tuberculeuse.

Le malade étudié par Tornwaldt, et dont nous donnons plus loin l'observation, présentait une tumeur gris rougeâtre, à large base, du volume d'un pois, à surface bosselée, occupant la partie antérieure du cornet inférieur, localisation d'ailleurs assez rare de l'infection bacillaire.

En 1887, M. le docteur Carlaz, en publiant le premier travail d'ensemble sur la question de la tuberculose nasale dans ses différentes formes primitives et secondaires, cite, dans la *Province médicale de Lyon*, 6 observations de tumeurs tuberculeuses, signalées par Schæffer et Nasse, et localisées à la partie antérieure de la cloison nasale, sans aucunes lésions pulmonaires.

Hajek, sur 27 observations de tuberculose de la muqueuse nasale, n'a trouvé qu'un seul cas de tumeur tuberculeuse et encore était-elle secondaire à des lésions pulmonaires très avancées.

Kikuzi, sur un certain nombre d'observations, cite un seul cas de tuberculose des fosses nasales.

En France, c'est Boutard qui, en 1888, dans sa thèse inaugurale, rapporte la première observation personnelle de tumeur nasale d'origine tuberculeuse.

Dans ces dix dernières années, les observations se multiplient.

En Allemagne, Hahn, en 1890, étudie cette forme spéciale de l'infection bacillaire et en donne trois observations.

Dans la même année, Beerman, dans son livre sur la

tuberculose primitive des fosses nasales, étudie cette question à un point de vue plus général, sans apporter de faits nouveaux sur la forme qui nous intéresse.

En 1893, dans sa clinique de laryngologie de l'hôpital Saint-Rock, à Varsovie, Heryng s'occupe tout spécialement de cette forme localisée de la tuberculose, et l'étudie surtout au point de vue de son diagnostic différentiel avec les autres lésions nasales, et au point de de vue de son traitement.

A la Société hongroise d'oto-laryngologie, Baumgarten, en 1895, apporte l'observation d'un tuberculome de la cloison nasale, sans généralisation, et sans lésions pulmonaires.

La même année, à Vienne, Koschier, dans un travail très documenté, réunit dix observations de tuberculose primitive, se présentant sous forme de tumeurs isolés, siégeant la plupart à la partie antérieure de la cloison cartilagineuse.

Enfin en 1899, Gœrke, dans les *Archives de laryngologie* de Berlin, étudie cette lésion au point de vue de sa pathogénie et de son diagnostic.

En Angleterre, Thomson, en 1897, Mackensie, en 1898, et Cumming en 1900, observèrent chacun un cas de tuberculome primitif des fosses nasales.

En Italie cette lésion a été bien étudiée par Prota et par Martini, Cozzolino et Dionysio.

En Espagne, Magro, dans le *Journal de Chirurgie* de Madrid, rapporte une observation de tumeur tuberculeuse de la cloison nasale.

Dans une communication à l'Académie royale de

médecine et de chirurgie de Bruxelles, Capart, après avoir donné deux observations personnelles, insiste sur la facilité avec laquelle cette tumeur tuberculeuse peut être confondue avec le sarcome des fosses nasales.

En France, depuis la thèse d'Olympitis, en 1890, sur les formes primitives et secondaires de la tuberculose nasale et le travail de Hicquet sur les tumeurs nasales tuberculeuses, nous devons citer avec Raulin et Boutard, Plicque, Natier et Du Castel, qui tous ont apporté des faits nouveaux et des observations intéressantes.

En 1895, Garel et Jollet, dans leur étude sur les tumeurs des fosses nasales, et leur élève Gourdiat, dans un travail paru en 1898, dans la *Province médicale de Lyon*, publient des observations personnelles de « pseudo-néoplasmes tuberculeux. »

Dans sa *thérapeutique des maladies des fosses nasales*, notre maître, M. le docteur Lermoyez, consacre un chapitre spécial à la forme primitive de la tuberculose nasale, et insiste surtout sur le traitement qui, énergiquement institué, donne des résultats remarquables.

Enfin au congrès de laryngologie, en 1900, les docteurs Bar et Tixier, ont apporté deux observations de tuberculome des fosses nasales, dont un seul à forme primitive, le second étant postérieur à des lésions pulmonaires.

La dernière observation que nous avons pu recueillir, a été communiquée en Amérique en 1902, par William Lincoln, à la Société de laryngologie de New-York.

Il s'agissait d'une tumeur tuberculeuse de la cloison nasale, chez une femme n'ayant aucune lésion pulmonaire.

ÉTIOLOGIE ET PATHOGÉNIE

Les tumeurs tuberculeuses primitives peuvent être classées parmi les *tumeurs rares* des fosses nasales. Il faut pourtant avouer que cette rareté tient un peu à la facilité avec laquelle on les confondait la plupart du temps, avec les autres néoplasmes des fosses nasales, en particulier avec *le sarcome*.

Les relevés statistiques des instituts anatomo-pathologiques, et les statistiques publiées sur la tuberculose sont muets sur cette forme de l'infection bacillaire, jusqu'en 1880, année de la première observation de tumeur tuberculeuse, siégeant à la partie antérieure du cornet inférieur.

Frankel, en effet, dans l'article consacré aux maladies du nez, dans l'encyclopédie de von Ziemmsen, déclare n'avoir jamais observé la tuberculose nasale.

Sur 1287 cas de tuberculoses diverses, traités à la clinique de Wurzbourg, Schmolfuss ne cite aucun cas de tuberculose nasale.

Sur 114 cas de tuberculose des cavités buccale, pharyngée et nasale, Bryson Delavan, ne trouve que cinq cas de tuberculose du nez.

Weichselbaum, sur 146 cas, a rencontré deux fois de la tuberculose nasale.

Mais c'étaient là des formes secondaires ulcéreuses, et n'ayant aucune analogie avec la forme qui nous intéresse.

La première statistique des tumeurs nasales nous est fournie par Schæffer :

Sur 450 tumeurs du nez, l'auteur en a trouvé, à l'examen histologique et bactériologique, huit de nature tuberculeuse, à peine 2 0/0.

Hicquet dit avoir trouvé une proportion plus forte, mais sans donner des renseignements précis, ni des chiffres à l'appui.

Nous avons fait nous-même des recherches aussi complètes que possible, et nous croyons avoir recueilli à peu près tous les cas publiés de tumeur tuberculeuse ; nous y avons joint nos observations personnelles et celles dues à l'obligeance de nos maîtres, et nous arrivons seulement à un total de 4 cas, malgré le nombre considérable de tumeurs diverses des fosses nasales, observées durant ces vingt dernières années.

L'étiologie de cette forme spéciale et localisée de tuberculose nasale, est très intéressante à étudier.

Le *sexe* semble avoir une influence assez marquée sur le développement de cette lésion bacillaire. La femme est en effet plus souvent atteinte que l'homme. Si nous jetons un coup d'œil d'ensemble sur les 38 observations publiées, nous trouvons une proportion considérable de femmes atteintes : 30 femmes pour 7 hommes, sur les 3 observations inédites que nous publions, il y a 2 femmes pour 1 homme.

La proportion est exactement de 4 femmes pour 1 homme.

L'*âge* ne donne aucun signe de présomption, en faveur de la nature tuberculeuse de la lésion. Dans notre statistique, tous les âges y sont représentés ; depuis l'enfant de 7 ans, jusqu'à l'homme de 57 ans ; par exemple nous ne trouvons pas une seule observation de malade, ayant dépassé cet âge de 57 ans. L'âge adulte de 20 à 40 semble être le plus atteint, mais il n'y a aucune indication à tirer pour le diagnostic.

Tout autre est l'influence du *milieu* où l'on vit, *du terrain* et surtout de *l'hérédité*.

Toutes les circonstances qui favorisent l'apport dans les cavités nasales, de poussières et de germes tuberculeux, peuvent être une cause d'infection bacillaire.

C'est ainsi que, dans plusieurs cas, la lésion est apparue chez des personnes ayant soigné pendant un temps plus ou moins long, des parents, des amis atteints de tuberculose pulmonaire et ayant vécu par conséquent dans un milieu éminemment favorable à l'inoculation directe du bacille tuberculeux.

L'hérédité joue ici un rôle considérable en préparant le *terrain* sur lequel va évoluer l'affection, et il faut en tenir grand compte pour le diagnostic clinique de la lésion.

Il n'est pas un seul cas de tumeur tuberculeuse des fosses nasales, où l'on ne puisse trouver chez les personnes atteintes, une hérédité très chargée : parents morts ou atteints de tuberculose pulmonaire, frère ou sœur ayant succombé à une méningite tuberculeuse, ou bien atteints de tuberculose pulmonaire.

Il y a donc là un phénomène particulier de réceptivité, de lieu de moindre résistance, que les antécédents personnels ne pourraient parvenir à expliquer.

Le malade, en effet, porteur de la lésion, a généralement un très bon état général ; jamais en aucun moment il n'a présenté des phénomènes morbides du côté des poumons ou des autres organes. Aucune affection antérieure, rien dans son état actuel, ne peut faire penser à une lésion d'origine tuberculeuse.

C'est d'ailleurs la caractéristique de ce genre de tumeurs, de se développer chez des individus bien portants, ne présentant aucune autre localisation bacillaire (Lermoyez) et de n'avoir aucune répercussion sur l'organisme pendant un laps de temps considérable.

Quelles sont les *conditions étiologiques locales* qui favorisent la formation et le développement des tumeurs tuberculeuses des fosses nasales ?

L'influence du *traumatisme* n'est pas contestable, qu'il s'agisse d'une lésion ancienne mais durable, comme la fracture, ou qu'il soit produit par des irritations passagères, mais répétées, telles que cautérisation ou ablation de polypes.

Dans cette variété de traumatismes irritants et passagers, il faut citer les *lésions de grattage* qui, non seulement, provoquent une érosion, une ulcération de la muqueuse nasale, mais encore inoculent directement sur cette muqueuse irritée et dénudée les germes infectieux dont les doigts sont souvent souillés.

Ainsi sembleraient s'expliquer la fréquence et la prédilection de la tumeur tuberculeuse à se former et à se développer sur la *partie antérieure de la cloison nasale,* exposée exclusivement aux irritations passagères et répétées dues aux lésions de grattage, cause première de toute contamination.

Mais c'est surtout à l'influence des *inflammations chroniques des fosses nasales,* qu'est due en grande partie le développement des tumeurs tuberculeuses. Les rhinites chroniques, par leur ténacité et leur retentissement sur les éléments constitutifs de la muqueuse nasale dont elles détruisent l'épithélium à cils vibratiles de la portion respiratoire, produisent à la longue une transformation du revêtement muqueux de la cavité nasale, transformation très préjudiciable à sa défense contre les microorganismes et les bacilles tuberculeux venus du dehors.

Elles réalisent ainsi un lieu de moindre résistance, un état d'infériorité de la muqueuse nasale, toute prête aux inoculations et à l'infection bacillaire, dans l'impossibilité où elle sera de lutter victorieusement contre les agents microbiens extérieurs.

La résistance cessant, rien ne s'opposera plus à la formation et au développement de la tumeur, dont la présence produira d'ailleurs en l'exagérant encore, le catarrhe nasal antérieur à sa production.

Tous les malades porteurs de cette lésion avaient presque tous un coryza chronique, rhinite catarrhale chronique, rhinorrée simple ou purulente, ayant précédé de plusieurs années l'apparition de la tumeur pour laquelle ils viennent consulter.

Il semble au premier abord surprenant devant les causes multiples qui favorisent l'inoculation bacillaire des cavités nasales, de constater un si petit nombre d'observations de tumeurs tuberculeuses de cette muqueuse.

Cette immunité toute spéciale de la muqueuse nasale tient à deux ordres de faits qui permettent d'expliquer la rareté de la tuberculose primitive en cette région :

1° La structure de la muqueuse nasale ;

2° Le pouvoir bactéricide du mucus nasal bien étudié par MM. Lermoyez et Wurtz.

Dans sa portion vestibulaire, *l'épithélium pavimenteux*, avec sa couche sous-épithéliale composée de faisceaux élastiques très fins entre-croisés en tous sens, et la *présence de poils ou vibrisses* à l'orifice nasal, constituent une première barrière, un premier agent de protection, en arrêtant au passage une certaine quantité de poussières et de microorganismes venus du dehors.

L'épithélium à cils vibratiles de sa portion respiratoire met obstacle à l'envahissement des germes tuberculeux par le déblayage incessant de sa surface, en empêchant ainsi le séjour prolongé dans la même région de tout agent microbien extérieur.

Enfin la *présence de nombreux leucocytes* constitue, par le fait du mécanisme de la *phagocytose*, une barrière infranchissable aux microorganismes qui ont franchi la partie superficielle de la muqueuse nasale.

Dans leur travail sur le *pouvoir bactéricide du mucus nasal*, MM. Lermoyez et Wurtz, ont étudié la résistance des sécrétions nasales comparativement à celle des autres microorganismes : diphtérie, rougeole, coqueluche, grippe, tuberculose.

La résistance du bacille de Koch au mucus nasal est très faible. Deux causes d'ailleurs interviennent pour expliquer cette bénignité. Une cause mécanique, et l'action antiseptique particulière du mucus nasal.

Mécaniquement les sécrétions nasales arrêtent et fixent les bacilles de Koch, très lents dans leur évolution, jusqu'au moment où ils sont expulsés, soit dans les efforts faits pour se moucher, soit dans un éternuement. Si, à la faveur d'une lésion de grattage, une ulcération, si petite soit-elle, arrive à constituer une porte d'entrée, toute prête à l'infection bacillaire, là encore le mucus nasal intervient victorieusement en recouvrant l'érosion d'une couche protectrice et adhésive, empêchant ainsi les agents microbiens de pénétrer profondément par cette brèche accidentelle.

Enfin l'action bactéricide du mucus nasal, que vient chaque jour confirmer l'innocuité absolue des opérations intra-nasales, joue ici le principal rôle de protection, en atténuant, en détruisant même la virulence du bacille tuberculeux, empêchant ainsi l'envahissement et l'inoculation de la muqueuse nasale qu'il tapisse normalement.

Si maintenant l'on veut se rappeler les particularités de l'évolution bacillaire, sa lenteur excessive à se développer, au point de persister des mois, des années sans se généraliser, sa tendance à s'accroître en superficie beaucoup plus qu'en profondeur, on comprendra la difficulté, sinon la presque impossibilité de se constituer et se développer, à une tumeur aussi lente dans son évolution, si elle n'est pas aidée puissamment par une affection surajoutée, rhinite chronique ou autre, dont les ravages et l'influence destructive sur l'épithélium à cils vibratiles et sur le mucus nasal, auront déjà constitué de toute pièce un état d'infériorité et un lieu de moindre résistance.

ANATOMIE PATHOLOGIQUE

Voici ce que donne, en général, l'examen histologique d'une tumeur tuberculeuse des fosses nasales (fixation à l'alcool, inclusion dans la paraffine, coloration variable).

Il s'agit, en général, d'un tissu constitué par une trame fibreuse au centre de laquelle se trouvent des tubercules constitués par des cellules géantes, irrégulières, avec leurs caractères habituels et extérieurs de cellules épithélioïdes.

En d'autres points, pas de cellules géantes, mais seulement des cellules épithélioïdes isolées ou groupées dans les mailles du tissu conjonctif. Diapédèse plus ou moins abondante dans le stroma.

Dans certains cas on trouve des points caséifiés avec oblitération des vaisseaux ; dans d'autres, pas de caséification.

Schæffer dit que ces lésions débutent toujours par la muqueuse de la cloison, mais peuvent gagner le plancher et les cornets des fosses nasales.

La base de la tumeur est généralement riche en faisceaux conjonctifs et le sommet en pleine dégénérescence caséeuse.

Dans certains cas, au contraire, signalés par Kœnig au XIV° Congrès de chirurgiens allemands (1885), par Riedel et par Fr. Hahn, le développement du tissu fibreux a fait donner à ces tumeurs le nom de *fibromes tuberculeux*.

« L'épithélium est épaissi, la tumeur est constituée « par du tissu conjonctif fibreux, contenant çà et là de « petits foyers arrondis ou ovalaires, présentant au mi- « lieu d'éléments embryonnaires un ou plusieurs folli- « cules tuberculeux avec cellule géante. Ces tumeurs « sont assez vasculaires. »

Les glandes contenues dans le néoplasme sont allongées mais peu altérées; elles sont entourées d'un manchon d'éléments embryonnaires.

D'après Riedel, lorsqu'il se forme des ulcérations, le processus peut atteindre le cartilage que l'on trouve parfois calcifié et dont la destruction peut se produire par l'érosion de la substance hyaline et l'envahissement des capsules cartilagineuses.

C'est là le mécanisme probable des perforations du septum cartilagineux dont nous donnons, dans nos observations, un certain nombre d'exemples.

Enfin, l'examen bactériologique permet de découvrir quelquefois, au milieu des cellules géantes, un certain nombre de bacilles tuberculeux.

C'est un moyen de contrôle précieux de l'examen histologique.

L'inoculation d'un fragment de la tumeur dans le péritoine ou la partie interne de la cuisse d'un cobaye, vient lever tous les doutes en permettant de constater, au bout de trois à quatre semaines, l'état de ses organes toujours farcis de tubercules, quand il s'agit d'une tumeur de nature tuberculeuse.

SYMPTOMATOLOGIE

Le développement des tumeurs tuberculeuses des fosses nasales, coïncide toujours avec deux grands symptômes qui en sont la conséquence fatale :

1° Des *écoulements muqueux ou plus rarement purulents*, et des *épistaxis* plus ou moins abondantes.

2° De *l'enchifrènement* et de *l'obstruction nasale*.

Dès le début de son apparition, par l'irritation produite sur la muqueuse nasale, la tumeur, alors réduite à une petite surélévation, surmontée d'une croûtelle, se reformant après chaque grattage, provoque une exagération de la sécrétion nasale.

Une rhinite chronique catarrhale en est la conséquence, elle ne tarde pas d'ailleurs à s'installer définitivement, rhinite très pénible pour le malade, qui ne va d'ailleurs pas tarder à constater un autre symptôme plus sérieux et plus alarmant : ce sont les *épistaxis* d'abord légères et rares, puis plus fortes et plus fréquentes.

Ce symptôme est d'ailleurs très inconstant ; entre le malade qui mouche quelques gouttes de sang, et celui qui, sans raison aucune, a des épistaxis graves, il y a tous les intermédiaires.

Ces hémorrhagies effraient les malades qui, peu à peu, constatent de l'enchifrènement et une gêne de plus en plus grande de la respiration nasale du côté atteint.

Cette obstruction nasale augmente progressivement, en même temps que la tumeur grossit ; elle peut dans certains cas devenir considérable, obstruer toute la cavité nasale, et faire saill. à l'orifice du nez en masquant la partie antérieure de l'aile correspondante.

De plus, les mucosités ne pouvant plus passer par la voie nasale obstruée, tombent dans le pharynx, s'accolent à sa paroi postérieure, réalisant ainsi le point de départ d'une pharyngite tenace.

C'est généralement à une période avancée de la maladie que le patient, n'éprouvant aucune souffrance, n'ayant pas d'écoulement purulent, pas de fétidité, m s seulement de la gêne pour respirer et l'ennui de moucher du sang, vient consulter sans se douter de la gravité de son affection.

A l'examen on constate alors la présence d'une tumeur plus ou moins grosse, implantée ordinairement à la partie antérieure de la cloison, sur le cartilage quadrangulaire. Sa couleur est grisâtre, sa forme mamelonnée ou lisse, sa consistance assez molle et friable, saignant sous le stylet. La tumeur peut tantôt ne pas venir jusqu'au contact de l'aile du nez, tantôt, au contraire, obstruer complètement la cavité nasale, et déborder même au dehors.

Nous donnons ici deux dessins que nous devons à
l'obligeance de notre ami Pugnaire, et qui sont la repro-
duction aussi exacte que possible de deux tumeurs
nasales tuberculeuses que nous avons opérées à la clinique de laryngologie de l'hôpital Saint-Antoine avec le

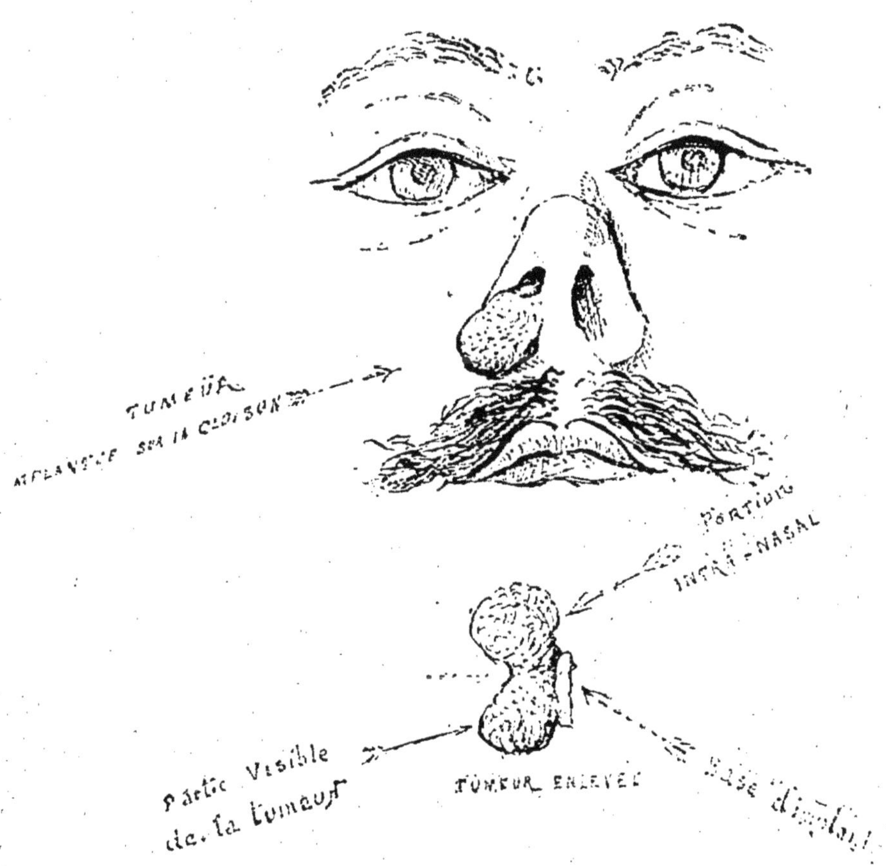

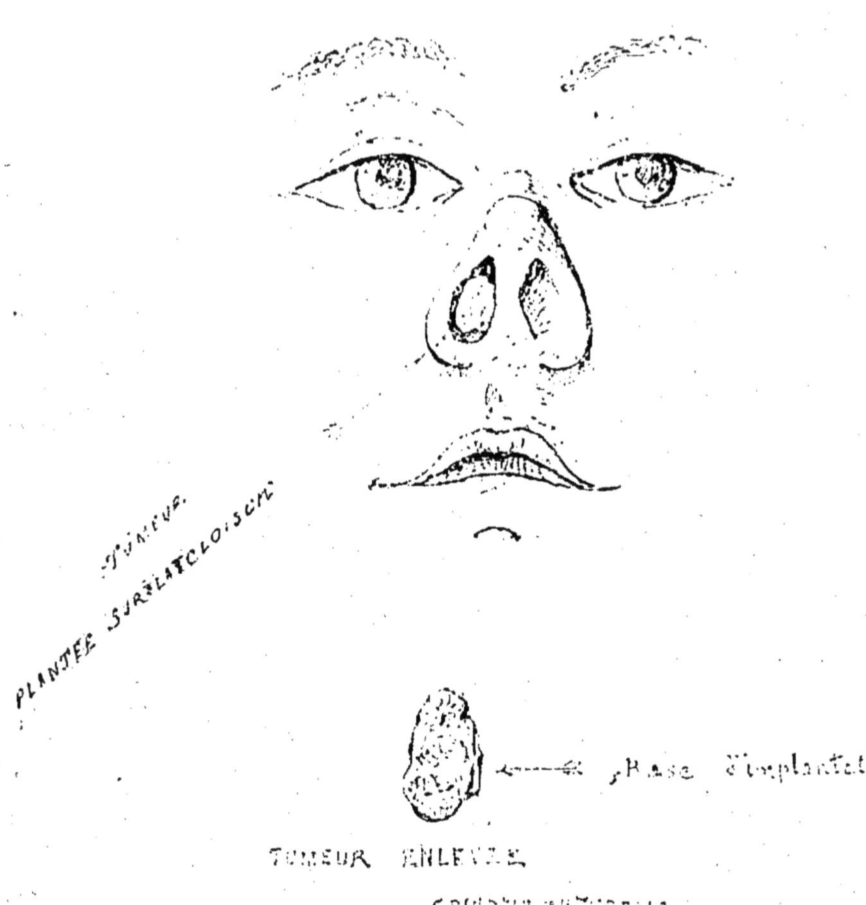

concours de notre excellent confrère et ami le docteur Roy.

Ils permettront, pensons-nous, mieux que toute démonstration de se rendre un compte exact du siège, de la grosseur et de la forme de ce genre de tumeurs.

Le *siège* habituel de la tumeur est, en effet, la partie antérieure de la cloison cartilagineuse. Sur nos 41 observations, 36 fois la tumeur était implantée sur la partie antérieur du septum cartilagineux. Dans les cinq autres cas les tumeurs étaient ainsi réparties :

1 Cas de Tornwaldt. — Partie antérieure du cornet inférieur.

1 Cas de Juffinger. — Partie antérieure de la cloison et du plancher.

2 Cas de Koschier. — Partie postéro-supérieure du septum.

Union de la voûte du naso-pharynx et de la partie supérieure du septum.

1 Cas de Mackensie. — Partie moyenne du cornet moyen.

On voit donc qu'en dehors de la partie antérieure de la cloison cartilagineuse, les autres localisations sont rares.

La tumeur est *rarement bilatérale*, nous ne rencontrons cette bilatéralité que cinq fois ; trois fois dans les observations de Schœffer, et deux fois dans celles de Koschier.

Quant à leur *grosseur*, elle est très variable ; leur dimension varie depuis le volume d'un *pois*, faisant une légère saillie sur la partie antérieure de la cloison, jusqu'à celui d'*une noix*, débordant l'aile du nez et obstruant toute la cavité nasale.

Elles sont généralement implantées sur une large base, sauf dans les deux cas de Koschier, où la tumeur était pédiculée et tombait dans le naso-pharynx, où le style permettait de constater de la mobilité.

Lisses ou mamelonnées, elles ont une *couleur* grisâtre, quelquefois rougeâtre.

La tumeur est presque toujours friable, molle, se laissant pénétrer par le stylet, dont le contact est le point de départ d'une hémorrhagie plus ou moins abondante.

On constate quelquefois, mais rarement, de petites ulcérations à la surface de la tumeur, elles proviennent la plupart du temps, des lésions de grattage.

Comme lésions de voisinage, on peut trouver un peu de douleur à la pression du dos ou de l'aile du nez ; un peu de tuméfaction et de rougeur, quelquefois de la déformation, due à la compression des parois nasales externes par la tumeur qui grossit.

Il est rare de rencontrer de l'adénopathie rétro et sous-maxillaire.

L'examen des autres organes ne donne aucuns renseignements positifs.

L'état général est bon ; sauf cette lésion locale, et de temps en temps une légère céphalée, le malade se porte bien.

L'examen du pharynx montre généralement une pharyngite granuleuse ; le larynx est normal.

Enfin l'auscultation du poumon montre l'intégrité absolue de cet organe.

DIAGNOSTIC

Avant d'aborder la question si délicate du diagnostic des tumeurs tuberculeuses des fosses nasales, il nous paraît nécessaire de dire un mot d'une forme assez spéciale, mais plus fréquente de la tuberculose nasale : *la forme lupique.*

Un seul symptôme suffit la plupart du temps, pour la faire reconnaître : ce sont les lésions cutanées caractéristiques du lupus tuberculeux, généralement antérieures aux lésions de la muqueuse nasale.

La présence de nodules et d'ulcérations lupiques sur la peau des lèvres supérieures, sur l'aile ou le dos du nez, vient vite lever les doutes sur la forme clinique de la lésion nasale.

C'est là le cas le plus fréquent ; mais il peut arriver que la lésion lupique de la muqueuse, soit primitive, sans autre localisation, ni généralisation aux parties cutanées voisines.

Le lupus primitif de la muqueuse nasale, bien étudié par Raulin, Plicque et Simonin, peut-il être confondu, au point de vue clinique, avec la forme qui nous intéresse et se présente-t-il avec les mêmes symptômes morphologiques ?

Jamais en aucun moment la lésion lupique ne revêt la forme d'une *tumeur isolée*.

C'est toujours un tissu de granulations, avec de petites élevures, dépassant rarement le volume d'un pois ; très friables, bosselées, recouvertes de croûtes jaunâtres, elles offrent cette coloration rouge, violacée, particulière au lupus.

C'est, en effet, moins une tumeur, qu'une série de petites tumeurs, de petits relèvements papilliformes, entourés d'une zone d'inflammation réactionnelle, et séparés par d'autres zones de tissu fibreux d'organisation.

Leur évolution est d'ailleurs infiniment plus lente que celle de la tumeur tuberculeuse. « Le lupus est casanier, d'après l'expression du professeur Fournier. » La récidive est presque toujours fatale et la peau de l'aile ou du dos du nez et de la lèvre supérieure ne tarde pas, après un temps plus ou moins long, à être frappée à son tour par le processus lupique, venant ainsi confirmer un diagnostic déjà presque certain.

Il suffira donc de songer à ces particularités cliniques pour ne pas faire une erreur de diagnostic.

Il est aussi certaines lésions nasales que l'on ne peut rigoureusement qualifier de tumeur, mais qui pendant le cours de leur développement peuvent être l'occasion d'une erreur de diagnostic : ce sont les *corps étrangers*, les *rhinolithes*, les *hématomes*, les *abcès* et le *rhinosclérome*.

Les *corps étrangers*, après un séjour plus ou moins long dans les fosses nasales, s'entourent et se recouvrent de la muqueuse ulcérée, fongueuse, saignante, et qui fait saillie dans la cavité nasale.

La fétidité des sécrétions que leur présence provoque et la rapidité des symptômes, le jeune âge du malade (c'est en effet chez les enfants que l'on constate ce genre de lésions) pourraient faire penser plutôt à un sarcome.

Il suffira de déterger la tumeur, pour apercevoir derrière les fongosités de la muqueuse une masse dure, que le stylet peut contourner, symptôme qui viendra lever tous les doutes.

Les *rhinolithes* ayant un accroissement très lent et continu pourraient faire penser à la tuberculose: mais les symptômes fonctionnels revêtant ici une certaine gravité par la généralisation des lésions aux organes voisins, la sensation d'un corps dur, irrégulier, donnée par le stylet explorateur, sont deux signes capitaux qui permettront d'en faire le diagnostic.

Les *hématomes* sont assez faciles à diagnostiquer. Ils sont la conséquence d'un traumatisme récent, se sont développés brusquement d'un côté ou des deux côtés de la cloison, et l'on peut se rendre compte, comme dans les *abcès* de la cloison, d'une certaine fluctuation, et surtout de l'existence d'une muqueuse normale à part un peu de rougeur et un peu de tension.

Le *rhinosclérome* même, quand il est limité à la muqueuse nasale, peut être difficilement confondu avec la tumeur tuberculeuse.

On peut rencontrer, selon la phase de développement,

soit des granulations, soit des nodules, soit de
petites tumeurs.

Ces néoformations, presque toujours bilatérales, sont
lentes à se développer.

La muqueuse qui les recouvre est normale, indolore, et ne saigne presque jamais.

C'est d'ailleurs une affection exceptionnelle en France.

Nous rappellons seulemennt pour mémoire *l'encépha-
locèle* et la *méningocèle*, dont la rareté est extrême dans
cette région : leur siège, sous le corps de l'ethmoïde ou
entre l'ethmoïde et le frontal, et leur réductibilité les dif-
férencieront de la tumeur que nous étudions.

La question réellement délicate et difficile qui se pose
est celle-ci : en présence d'une tumeur des fosses
nasales, sur quels signes devons-nous nous baser pour
faire un diagnostic exact ? Est-ce une *tumeur tuberculeuse, un polype muqueux, un polype hémorrhagique de
la cloison, un syphilome, un sarcome ou un épithéliome ?*

Les polypes muqueux sont en général d'un diagnostic facile. Leur couleur blanc grisâtre, un peu bleutée,
leur aspect brillant, leur grande mobilité, leur nombre
relativement considérable dans les deux fosses nasales,
leur siège dans le méat moyen, leur pédicule allongé, ne
permettent pas de les confondre avec les tumeurs tuberculeuses.

Il peut même y avoir coïncidence, comme dans une
de nos observations, de polypes muqueux et d'une
tumeur bacillaire, sans qu'il y ait eu pour cela une erreur
de diagnostic.

Il est pourtant un autre genre de polypes, signalé

par Natier, qui pourraient en imposer pour une tumeur tuberculeuse. Ce sont *les polypes hémorrhagiques* de la cloison. Leur pédicule, leur tendance à saigner très abondamment, leur diminution notable de volume sous l'influence de la cocaïne et surtout leur structure histologique caractérisée par la présence de vaisseaux veineux dilatés, à parois épaisses, rendant facile le diagnostic.

Les *papillomes* sont caractérisés par les symptômes de toutes les tumeurs bénignes: hydrorrhée, obstruction nasale, pas d'écoulements purulents, pas d'épistaxis.

Leur forme est allongée, polyédrique ; leur surface mamelonnée en chou-fleur, leur pédicule est mince et fragile.

La masse papillaire est recouverte par une muqueuse lisse.

La couleur est gris rosé, leur nombre peut s'élever jusqu'à 10 ou 12 (Moure).

Leur siège de prédilection est la portion convexe et le bord inférieur du cornet inférieur.

Leur structure est celle des bourgeons inflammatoires.

Avec de tels symptômes, une erreur de diagnostic est impossible.

Les lésions syphilitiques peuvent souvent donner l'illusion d'un néoplasme tuberculeux.

Le *chancre intra-nasal*, malgré sa rareté (1 cas sur 2000 chancres, Lermoyez) peut cependant être rencontré dans les fosses nasales.

La présence d'une masse fongueuse à l'entrée de la fosse nasale, saignant facilement quand on enlève les croûtes qui la recouvrent, sa dureté cartilagineuse, l'adénopathie de la région sous-maxillaire, et surtout l'apparition de la roséole, sont des signes suffisants pour le diagnostic.

Parmi les accidents tertiaires de la syphilis nasale, il faut citer en première ligne : la *gomme*, sans parler des syphilides végétantes ou ulcéreuses, étudiées par Ripault.

La gomme, au début de son apparition, est souvent difficile à diagnostiquer. Sous une épaisse couche de croûtes brunâtres, on découvre sur la cloison ou le cornet inférieur des masses végétantes ulcérées, sanieuses et fétides.

Voici quels sont les symptômes qui permettront d'en faire le diagnostic.

1° Les douleurs vives, céphalalgies, névralgies sous-orbitaires, et neuro-lombaires, surtout à la phase initiale de la gomme.

2° Ecoulement purulent brunâtre, infect, entraînant souvent de petits séquestres que le malade apporte au médecin et qui sont la signature de l'affection.

3° La tuméfaction et la rougeur du nez, indiquant une réaction vive des parties voisines.

4° Les lésions du squelette qui est attaqué, purulent ou exsudant dans la syphilis.

5° Enfin l'influence du traitement spécifique.

L'aspect du *fibrome* des fosses nasales est caractéristique, et suffit généralement pour en assurer le diagnostic.

« C'est une tumeur plus ou moins régulièrement

arrondie, tantôt rose, tantôt bleuâtre, avec des vaisseaux nettement dessinés sur sa surface, le plus souvent
sessile et donnant par l'exploration du stylet, une sensation de dureté presque cartilagineuse. »

L'examen histologique seul pourra le différencier du
fibrome tuberculeux, que l'on rencontre quelquefois dans
cette région.

Les *ostéomes*, par leur dimension assez considérable, et les déformations qu'ils amènent, par la sensation caractéristique de résistance calcaire, par la
lenteur excessive de leur évolution, sont d'un diagnostic
facile.

Les *angiomes* ont généralement une tendance très
grande aux hémorrhagies. Leur couleur est pourprée,
leur surface lisse et rénitente.

L'examen histologique viendra seul lever les doutes.

On peut en dire autant du *sarcome* avec lequel
on a le plus souvent confondu les tumeurs tuberculeuses.

Le sarcome est en effet une affection de la jeunesse
et de l'âge mûr ; son siège, son aspect, sa consistance se rapprochent de ceux de la tumeur bacillaire. Il n'y a guère que la rapidité de son évolution,
l'écoulement purulent et quelquefois fétide, et la tendance plus grande à l'hémorrhagie qui pourraient le différencier.

Aussi c'est à l'examen histologique qu'il faudra avoir
recours lorsqu'on voudra préciser la nature de la tumeur.

Quant à l'*épithéliome*, il ne se rencontre guère avant

cinquante ans, alors que la tumeur tuberculeuse atteint plutôt la jeunesse et l'âge mur. De plus, sa forme irrégulière, sa coloration rouge sombre, sa surface granitée ou uniforme, sa consistance plus ferme parfois hépatoïde, sa tendance plus marquée à l'ulcération, et sa répercussion sur l'organisme, sont de bons signes de présomption.

Malgré tout, le moyen de contrôle idéal est finalement l'examen histologique et bactériologique de la tumeur. Toutes les fois qu'il restera un doute, l'inoculation dans le péritoine ou dans la partie interne de la cuisse d'un cobaye pourra nous permettre de porter un diagnostic rigoureusement exact.

EVOLUTION ET PRONOSTIC

L'*évolution* de cette forme primitive de la tuberculose nasale est *excessivement lente*; la tumeur met des mois, une année et plus dans certains cas, pour s'organiser, se développer et donner lieu aux symptômes d'obstruction et de gène qui forcent le malade à venir consulter.

Presque toujours dans les observations recueillies, la tumeur a commencé à produire une gène de la respiration nasale depuis quatre ou cinq mois, six mois quelquefois, un an et plus. Bien peu de malades donnent des renseignements précis sur l'époque de l'apparition de la tumeur. Il faut généralement dater la présence du néoplasme, du jour où ils ont commencé à constater de l'obstruction nasale, ce qui fait remonter à une époque assez éloignée le début de la lésion.

L'*état général* est bon pendant toute la durée du développement de la tumeur, à part de l'exagération des sécrétions nasales et quelques épistaxis, phénomènes d'ailleurs peu graves et toujours localisés.

C'est en effet, selon la définition de notre maître, le docteur Lermoyez, « une tuberculose exogène se développant chez des sujets bien portants, qui ne présentent aucune autre localisation bacillaire ».

Répercussion nulle sur l'organisme, au début : évolution lente ; très peu de tendance à la généralisation, tels sont les caractères essentiels de la marche des tumeurs des fosses nasales.

La lésion se cantonne sur la partie antérieure de la cloison cartilagineuse, et ne se généralisera qu'à la faveur d'une ulcération.

L'ulcération de la lésion est d'ailleurs fatale, et surviendra au bout d'un temps plus ou moins long ; la forme ulcéreuse est, en effet, la dernière étape de la tuberculose nasale primitive se présentant soit sous la forme lupique, soit sous la forme de tumeur.

La *récidive* est-elle fréquente et constitue-t-elle une gravité particulière pouvant assombrir le pronostic ?

On peut dire qu'elle est assez fréquente : 8 fois sur nos 41 observations.

Dans un cas de Renault, la tumeur récidiva trois fois, mais la guérison définitive fut obtenue quand même.

Dans un cas de Gourdial, il y eut deux récidives avec guérison complète.

Lincoln opéra une tumeur qui deux mois après récidivait mais du côté opposé.

La rapidité avec laquelle se fait la récidive, un mois, deux mois, trois mois au plus, permet presque d'affirmer la guérison définitive, un an après l'opération, s'il n'est plus survenu de nouvelles lésions dans la région où siégeait l'ancienne tumeur opérée.

La formation d'un *ulcère perforant* de la cloison, après ablation de la tumeur, est un fait assez souvent constaté soit que cette *perforation* provienne du curettage énergique de la base d'implantation de la lésion, soit qu'elle provienne d'un processus ulcéreux.

Schœffer, Gourdiat, Garel et Jollet, Thomson, ont observé la perforation de la cloison cartilagineuse consécutive à l'ablation d'une tumeur tuberculeuse.

Cette perforation reste généralement stationnaire, ne s'agrandit pas et ne gêne nullement le malade.

Aussi, malgré les récidives et le processus ulcératif de cette forme de tuberculose primitive, cette affection bacillaire comporte un pronostic assez bénin.

Le pronostic est encore moins sombre quand le traitement chirurgical a été appliqué d'une façon énergique et assez précoce, quand la base d'implantation a été curettée consciencieusement et que l'état du malade ne laisse rien à désirer.

Dans de telles conditions, on peut affirmer hardiment que la guérison sera complète et définitive.

Les *complications* forment un chapitre intéressant de l'histoire des tumeurs tuberculeuses primitives des fosses nasales.

Placées en avant-garde, les fosses nasales, par leur rapport avec deux organes très importants de l'économie : les méninges et les poumons, sont un foyer de dissémination des germes tuberculeux qui, par cette voie, viendront infecter et léser ces deux organes.

Il semble donc que nous devrons nous trouver en présence d'un grand nombre de cas de complications méningées ou pulmonaires. Pourtant les faits ne viennent pas ici confirmer la théorie de Weigerts qui faisait des fosses nasales le principal foyer de contamination de ces deux organes : méninges et poumons.

Si nous jetons un coup d'œil, en effet, sur nos observations, nous voyons seulement : 1 cas de Tornwaldt avec complications pulmonaires ; 1 cas de Koschier avec les mêmes complications ; 1 cas de Lincoln et un cas personnel.

Capart est le seul qui ait fourni une observation d'une opération de tumeur tuberculeuse primitive nasale, suivie d'une tuberculose miliaire aiguë, ayant amené la mort. Ces faits se passent de commentaires.

Il est cependant certain que si l'on abandonnait la tumeur à elle-même, en se contentant d'un traitement palliatif local, aidé d'un traitement général quelque énergique soit-il, des complications s'ensuivraient nécessairement.

Il suffira donc de songer à ces inoculations probables à cette dissémination à la longue fatale, des germes tuberculeux, pour chercher par tous les moyens à dépister la nature de ces tumeurs nasales, et en opérer l'ablation aussi rapidement que possible.

« Ce n'est donc pas seulement au point de vue de son aspect, de ses caractères objectifs, de sa marche, que la tuberculose nasale primitive mérite de fixer l'attention, mais aussi, mais surtout, dirons-nous, au point de vue de ses conséquences possibles, de ses chances et de ses procédés de diffusion. »

C'est ce point de vue qui constitue à notre avis le côté le plus intéressant de l'histoire de la tuberculose nasale primitive.

TRAITEMENT

Le traitement est ici d'une importance capitale, car c'est lui qui plus ou moins bien institué préviendra ou favorisera les récidives et la dissémination des germes tuberculeux dans les organes voisins.

Ce traitement est avant tout chirurgical. Le but du chirurgien est l'éradication totale de la tumeur et du tissu malade, et une cautérisation aussi profonde que possible pour détruire tous les éléments tuberculeux qui auraient échappé à la curette tranchante et favoriser ainsi la guérison en prévenant les récidives.

Il comprend donc les trois opérations suivantes :

1° L'ablation de la tumeur à l'anse galvanocaustique.

2° Le curettage profond et complet de tout le tissu infiltré.

3° La cautérisation à l'acide lactique.

Une des premières conditions à réaliser est celle-ci : opérer sous le contrôle de la vue. On se rend facilement compte, avec le spéculum de Duplay ou de Vacher, du point d'implantation de la tumeur, et de sa surface opposée, libre, qui permettra l'introduction entre celle-ci et les parois de la cavité nasale, d'un stylet explorateur. On pourra ainsi constater les dimensions, la mobilité plus ou moins grande, et la non-adhérence aux parties nasales correspondantes de la tumeur dont on va faire l'ablation.

S'il y a des adhérences, il faut commencer par les libérer.

Après cet examen rapide, mais suffisant, et sans avoir oublié de faire une prise d'un petit morceau de tumeur pour l'examiner histologiquement, on pourra commencer l'opération. La tumeur est saisie par sa base, d'implantation avec l'*anse galvanocaustique*. La difficulté réside dans la nécessité d'enserrer la tumeur le plus près possible de son point d'attache. Si sa forme s'y oppose : forme en bissac, forme de haricot, comme celle dont nous donnons le dessin dans notre ouvrage, on l'enlèvera en deux fois, trois fois même si la configuration de la tumeur l'exige.

La section doit être opérée lentement, le fil étant porté au rouge sombre, pour prévenir autant que possible les hémorrhagies de ce tissu fongueux et friable.

C'est à cause de la gravité de l'hémorrhagie qu'il faut rejeter l'anse froide, et employer le moins possible à ce moment la curette, qui trouvera plus tard son emploi.

On aura rétabli dans ce premier temps la perméabilité de la fosse nasale, et on doit réserver le curettage du tissu infiltré pour une autre séance.

Après anesthésie locale à la cocaïne plus énergiquement instituée que pour la première opération moins douloureuse et plus rapide, on gratte vigoureusement, avec des cuillers tranchantes, la surface du cartilage et les bords de l'implantation de la tumeur, jusqu'à ce qu'on soit arrêté par la sensation de résistance du tissu sain. On ne doit pas craindre de faire une perforation de la cloison cartilagineuse, si cela est nécessaire.

Il arrive souvent que le curettage doit être pratiqué sur une zone bien plus grande qu'on n'aurait pu le supposer au premier abord, et mettre à nu le cartilage dans une grande étendue.

La thrombose des vaisseaux au sein du tissu tuberculeux rend l'hémorrhagie moins abonbante; il nous est pourtant arrivé dans un cas que nous avons opéré, d'être obligé de tamponner la plaie assez souvent, après plusieurs coups de la curette tranchante. (C'était une expérience comparative que nous faisions entre les propriétés hémostatiques de la cocaïne et de l'adrénaline.)

Le curettage sera suivi immédiatement d'un attouchement, à l'*acide lactique* des surfaces curettées, il devra d'abord être au cinquième, au tiers, puis à parties égales.

L'acide lactique donne ici des résultats remarquables : il détruit les éléments tuberculeux mis à nu par la curette et épargnés par elle ; il prévient la réinfection des zones en voie de guérison, il aide à l'hémostase.

Il a pourtant l'inconvénient de déterminer une vive cuisson, que la cocaïnisation préalable ne supprime qu'en partie.

Chez certaines personnes, qui ne peuvent supporter cette douleur, d'ailleurs passagère, on en sera réduit à insuffler sur la plaie de la poudre d'iodoforme. Dans le cas où une hémorrhagie consécutive serait à craindre, il serait nécessaire de faire un pansement à la gaze iodoformée qui assurerait l'hémostase.

Deux ou trois séances de curettage sont nécessaires pour enlever tout le tissu tuberculeux.

On s'en rendra compte, quand la curette rencontrera le tissu sain, à la dureté du cartilage, et au peu d'importance de l'hémorrhagie.

En surveillant la plaie, et en la pansant régulièrement tous les deux jours avec de la gaze stérilisée, on pourra suivre les progrès de la cicatrisation, jusqu'à la guérison définitive. Quand il y a perforation, la lésion reste stationnaire sans arriver à combler la lacune.

Il arrive quelquefois, que devant l'abondance de l'hémorrhagie et la pusillanimité du patient, on soit dans l'impossibilité de faire le curettage. On peut avoir recours à la *galvanocaustie*, avec des cautères plats que l'on promène sur le tissu d'infiltration. Cette opération est moins douloureuse, mais plus lente et moins radicale.

Plus lente encore l'*électrolyse*, même en employant la méthode bipolaire, avec aiguilles profondément enfoncées jusqu'au cartilage.

Dans l'intervalle des séances, le malade prisera une poudre iodoformée ou iodolée :

Iodol......................⎫
Sucre de lait..............⎬ ää 5 grammes
Menthol .... 0 gr. 25

S'il y a tendance à la formation de croûtes obstruant les narines, on fera des applications de vaseline iodolée à 1/10. L'instillation d'huile mentholée au 1/50, dans la narine, est encore un bon moyen de ramollir les croûtes et de les détacher.

Le malade guéri sera soumis pendant un ou deux ans à une surveillance attentive. Si l'on découvrait sur le tissu de la cicatrice de petits bourgeons rouges, on devra le plus tôt possible les détruire avec la curette et l'acide lactique (Lermoyez).

Grâce à l'anesthésie locale et à l'hémostase provoquées par la cocaïne sur la muqueuse nasale, l'ablation de la tumeur à l'anse galvanocaustique était une opération rapide, indolente presque, et suffisante pour le résultat demandé : le retour de la perméabilité nasale. Mais pour le curettage profond du tissu tuberculeux, l'action de la cocaïne était insuffisante. L'hémostase n'était pas complète, le champ opératoire toujours masqué par une nappe sanguine, ne pouvait être curetté avec soin et surtout complètement. De plus la rétraction du tissu sain n'était pas assez intense pour faire ressortir les éléments tuberculeux, et ces deux causes : hémorrhagie et rétraction insuffisante de la muqueuse saine, contribuaient à laisser inaperçu du tissu d'infiltration dont la présence était une source de réinoculation. Certes la cocaïne était malgré cela un agent précieux qui réunissait beaucoup d'avantages, mais ce n'était pas encore le produit idéal, ce n'était pas la perfection.

Notre maître, M. le docteur Lermoyez nous parla il y a quatre mois. d'une substance merveilleuse, qui avait la propriété au contact de la muqueuse nasale, de produire une rétraction énorme de celle-ci. non seulement du tissu caverneux, mais encore de la muqueuse *in toto*, exerçant non seulement son action sur les capillaires des couches adénoïdes et glandulaire, mais aussi sur ceux de la couche périostique. « La muqueuse ainsi anémiée se trouve alors en contact immédiat avec l'os, et, à la rhinoscopie, on croit avoir devant soi le squelette osseux du nez lui-même. » (Rosenberg.)

L'anémie intense déterminée parallèlement à la rétraction, amène une diminution intense de la sensibilité de la muqueuse, et permet surtout de pratiquer des opérations chirurgicales dans les fosses nasales d'une façon absolument *exsangue.*

L'action anémiante de l'adrénaline se manifeste au bout de deux minutes, et peut se prolonger pendant 45 minutes.

L'association de l'adrénaline et de la cocaïne, réalise la perfection en matière d'anesthésie locale.

L'adrénaline, qui vient d'entrer dans le domaine de la rhinologie et de l'oto-laryngologie, a été employée pour la première fois à New-York, par M. Takamine, qui a isolé le principe actif de la glande surrénale, qu'il a été le premier à obtenir sous une forme cristallisée.

Avant lui d'autres praticiens américains employaient

simplement l'extrait aqueux de capsules surrénales, qui sous un volume plus fort, produisait les mêmes résultats. Le professeur A. Rosenberg de Berlin, le 4 janvier 1902, en avait donné une étude très complète ; il employait, lui aussi, l'extrait aqueux : 100 grammes de capsule surrénale de bœuf broyée dans 300 grammes d'eau, mélange qu'il débarrassait des albumines par l'ébullition, et qu'il filtrait dans des éprouvettes stérilisées.

L'adrénaline est plus agréable, à cause de son emploi à doses infinitésimales : au 1/3000 généralement, et de sa conservation immuable.

Nous n'avons pas tardé à avoir l'occasion d'expérimenter ce nouveau produit. Il a réalisé les espérances que nous fondions sur lui. Nous avons d'abord employé cet anesthésique pour des ablations du cornet inférieur, qui a la singulière propriété de se rétracter beaucoup moins que les autres parties de la muqueuse nasale. Nous avons pu constater combien l'hémostase était parfaite. De même l'ablation, à l'ostéotome, des éperons de la cloison, amenait à peine quelques gouttes de sang, jamais l'hémorrhagie secondaire n'a été grave, en certains cas elle a été insignifiante ; elle se produit au bout d'une heure.

L'association de la cocaïne à l'adrénaline donne, en plus, une anesthésie profonde.

Les résultats obtenus dans les cas d'opérations de tumeurs tuberculeuses ont été de même bien supérieurs à ceux de la cocaïne.

Nous avons expérimenté, pour la première fois, l'adrénaline, avec le concours de M. le docteur Roy, à l'occasion d'un cas de tumeur tuberculeuse de la cloison nasale, chez une jeune femme de 20 ans, qui était venue consulter à la clinique de laryngologie de l'hôpital Saint-Antoine.

Nous avons enlevé, à l'anse galvanocaustique, la tumeur insérée sur la cloison, et cela avec une hémorrhagie insignifiante, et sans aucune douleur. (On avait commencé par badigeonner la muqueuse nasale avec de la cocaïne au 1/20, puis on avait touché avec de l'adrénaline au 1/1000.)

Le curettage fut fait dans des conditions excellentes quelques jours plus tard.

Toute la muqueuse saine était collée à la paroi osseuse du nez, de façon telle que tout le tissu tuberculeux, qui n'avait pas été touché par la rétraction, ressortait, admirablement, faisait saillie, et permit ainsi de curetter, sous le contrôle de la vue, et sur un champ opératoire exsangue, toutes les parties infiltrées, et cela d'une façon absolument sûre et commode.

L'hémorrhagie secondaire fut insignifiante. Les diverses opérations intra-nasales que nous avons faites depuis, nous ont permis de constater chaque fois la valeur réelle de l'adrénaline, qui vient de rentrer désormais dans le domaine de la rhino-laryngologie auquel elle est appelée à rendre d'immenses services.

Le traitement local bien institué, peut être aidé puissamment par un *traitement général* intensif. On prescrira « à l'intérieur, la créosote, le gaïacol, l'huile de foie de morue, qui rendent l'économie moins favorable à une

généralisation tuberculeuse toujours à craindre. Le traitement mercuriel, que l'on est trop souvent tenté de
prescrire dans les cas douteux, peut être très préjudiciable au malade : aussi doit-on se donner la peine de
préciser son diagnostic par l'examen clinique et microscopique (Lermoyez). »

OBSERVATIONS

OBSERVATION I

(Tornwaldt, *Deutsche Archiv. fur Klinische medicin.*, 1880).

Homme de 26 ans, entre en mars 1879 dans le service de Tornwaldt.

Ses parents et deux frères morts de phtisie.

Sujet dans son enfance à des éternuements, des écoulements muqueux et purulents du nez.

A l'examen rhinoscopique antérieur, hyperplasie énorme de la muqueuse des cornets inférieurs et moyens, sécrétion modérée, mais abondante du côté gauche.

A la partie antérieure du cornet inférieur on trouve une tumeur gris rougeâtre, à large base, du volume et de la configuration d'un pois ; la surface blanchâtre est bosselée.

Sur le plancher de la fosse nasale gauche, à peu près au milieu, autre petite tumeur.

La muqueuse du cornet moyen est hypertrophiée.

Par la rhinoscopie postérieure, on trouve la moitié gauche du voile du palais un peu œdématiée. Paroi postérieure du pharynx normale. Pas de végétations adénoïdes.

On enleva avec l'anse galvanocaustique une partie de la tumeur. L'examen histologique pratiqué par Forne et contrôlé par Neumann et Baumgarten, démontra la nature tuberculeuse de la lésion.

L'ablation totale fut faite à l'anse chaude. La guérison fut rapide.

Les lésions tuberculeuses ne reparurent pas au niveau du cornet inférieur, mais il persistait encore quelques granulations, notamment au niveau du plancher nasal.

Le malade, au moment de sa rentrée dans le service, était porteur de lésions pulmonaires, aussi Tornwaldt ajoute à propos de cette observation : « Il est impossible de savoir si la tuberculose a débuté par le nez, le larynx ou les poumons. D'après ce que rapporte le malade, les premières manifestations se seraient montrées du côté du nez. L'infection des autres organes s'était donc faite alors, soit par le courant d'air inspiré, ou les sécrétions s'écoulant par la partie postérieure, soit par la voie sanguine et lymphatique. »

Les six observations suivantes de Schæffer et Nasse ont été publiées dans la *France médicale*, par le Docteur Cartaz, 19 juillet 1887. « Toutes ont trait à la forme gommeuse ou végétante de la tuberculose nasale. Il s'agissait de véritables tumeurs à forme polypeuse, qui ont nécessité une intervention opératoire. »

OBSERVATION II (Schaffer).

(Résumée)

Femme de 51 ans, bien portante, sans lésions du poumon et du pharynx. Otorrhée, dont la malade ne se plaint pas. Une sœur morte de phtisie pulmonaire.

Cette malade a déjà eu des polypes du nez.

A l'examen on trouve les deux fosses nasales obstruées par des tumeurs dont une partie prend naissance sur la cloison, l'autre sur la muqueuse des cornets. Celle de la cloison est regardée comme un granulome en raison de ses caractères, les autres sont des polypes muqueux.

Ablation des polypes avec le serre-nœud.

Le granulome est également enlevé, et le point d'implantation gratté avec la curette.

Le 1er octobre (trois mois après), on constate une récidive et
on soupçonne la nature tuberculeuse de la néoplasie de la cloison.

De décembre 1885 à janvier 1886, il se produit une perforation de la cloison des dimensions d'une pièce de vingt sous.

OBSERVATION III (Schæffer).

(Résumée)

Femme de 26 ans ; sa mère est morte de tuberculose. Tumeur
granuleuse du côté droit de la cloison cartilagineuse. L'amygdale droite est hypertrophiée ; l'amygdale pharyngée paraît
ulcérée. Pharyngite sèche ; Pas de lésions laryngo-pulmonaires.

Ablation de la tumeur, cautérisation profonde au galvanocautère. Budigeonnage ultérieur avec la solution de perman-
ganate de KOH à 1 0/0.

Récidive au commencement de 1886 trois mois après l'opération.

Malade perdue de vue.

OBSERVATION IV (Schæffer)

(Résumée)

Femme de 39 ans. Pas d'hérédité. Pas de lésions laryngo-
pulmonaires.

Sur les deux côtés de la cloison, petites tumeurs mamelonnées, du volume d'une noisette.

En mai, ablation au galvanocautère.

En août, ulcère de la cloison droite, ayant les dimensions
d'une fève, puis perforation de la cloison.

Observation V (Schæffer)

(Résumée)

Homme de 32 ans. Pas de lésions laryngo-pulmonaires. Un frère et une sœur morts de phtisie.

Tumeur granuleuse de la cloison droite. Ablation à l'anse chaude et cautérisation. Pas de récidive.

Observation VI (Schæffer)

(Résumée)

Homme de 57 ans. Pas d'hérédité. Rien au larynx, rien au poumon.

Tumeurs granuleuses des deux fosses nasales, développées, au dire du malade, à la suite d'une blessure sur la tête et sur le nez.

Opération. Pas de récidive.

Observation VII (Schæffer)

(Résumée)

Femme de 51 ans. Père et sœur morts de phtisie.
Pas de lésions pulmonaires.
Même genre de tumeur.

L'observation histologique pratiquée par Nasse, a démontré le caractère tuberculeux de ces tumeurs, formées par un tissu de granulations avec cellules géantes et un certain nombre de bacilles.

Observation VIII

(Kikuzi, *Mitheilungen aus Bruns'schen Klinik*, 1888.)

Tumeur tuberculeuse du septum chez une malade, ne présentant aucune lésion laryngo-pulmonaire.

OBSERVATION IX (Ruault)

*Tumeur tuberculeuse de la fosse nasale gauche, guérison
après récidive.*

Femme de 23 ans, d'apparence un peu chétive mais ayant
une assez bonne santé, se plaint de souffrir depuis 4 ans de
maux de tête. Il y a deux ans elle a commencé à sentir sa narine
gauche moins perméable, et quelques mois plus tard, cette
narine s'est bouchée complètement. Le docteur Segond constate une tumeur de la cloison qu'il enlève à la curette tranchante.

Neuf mois après récidive et enlèvement de la tumeur. L'examen histologique, fait par M. Dubar, démontra l'existence de
follicules tuberculeux en grand nombre.

Six mois après, M. Ruault, auquel avait été confiée la
malade, constata de nouveau sur tout le tiers antérieur du plancher et empiétant un peu sur la cloison, une tumeur du volume
d'une demi-noisette, qui bouche en partie l'entrée de la fosse
nasale.

Après cocaïnisation, on enlève la partie malade à l'aide de la
curette tranchante, et on gratte ensuite les points d'implantation.

Hémorrhagie très modérée, tamponnement iodoformé.

L'examen histologique fait par le docteur Gombault, démontra la nature tuberculeuse de la tumeur.

La guérison survint rapidement et sans incidents.

Deux mois après une légère récidive apparaissait sur le
plancher. Ablation, même pansement, depuis lors, M. Ruault
a examiné la malade à plusieurs reprises, et n'a pas constaté
de récidives.

L'auscultation a toujours donné des résultats négatifs, et
jusqu'ici la lésion a paru rester purement locale.

Observation X

*(Capart, Bulletin de l'Académie de médecine Royale
de Belgique. Bruxelles, 1890.)*

En 1888, consulté par Mme M... de Lille, âgée de 53 ans.

Cette dame était tourmentée par une obstruction complète
de la fosse nasale gauche. En l'examinant on découvre une
tumeur de la cloison.

Enlèvement de quelques fragments, on constate à l'examen
microscopique que le néoplasme, qu'on avait cru tout d'abord
être un sarcome, était de nature tuberculeuse, et qu'il était
riche en bacilles.

Ablation et cautérisation au couteau galvanique.

Quelques mois après, récidive. La malade qui n'avait présenté jusqu'alors, aucune lésion pulmonaire, est emportée en
quelques semaines par une tuberculose miliaire aiguë des poumons.

Observation XI (Capart).

En octobre 1889, un ouvrier de Tubize, âgé de 35 ans, présentant toutes les apparences extérieures d'une santé robuste,
vint réclamer des soins à la clinique de l'hôpital Saint-Pierre.

On constate sur la cloison, une tumeur très volumineuse,
très sanguine.

Enlèvement de quelques parcelles qui furent soumises à
l'examen histologique et bactériologique du docteur Depage.

Le résultat fut positif : « tumeur pleine de bacilles. Sa nature
tuberculeuse ne peut faire aucun doute. »

Opération radicale de la tumeur.

Cinq jours après, le malade sortait complètement soulagé.

Depuis, après une légère récidive, le malade a continué à se
bien porter.

Observations XII, XIII et XIV

(Friedrich Hahn, *Deutsche Medicinische Wochenschrift*, 5 juin 1890.)

Hahn donne trois cas de tumeurs d'origine tuberculeuse, implantées sur la partie antérieure du septum nasal.

Observation XV (Résumée).

(Juffinger, *Société impériale et royale de médecine de Vienne*.)

Malade âgé de 21 ans, présentant une tumeur rouge pâle, ulcérée en un point, implantée sur la cloison et le plancher nasal.

Dans les fragments extirpés de la tumeur, Juffinger a trouvé de nombreux bacilles spécifiques de la tuberculose.

Observation XVI et XVII

(Hicquet, *Annales des maladies de l'oreille*, 1890.)

Cas de deux personnes atteintes de tumeurs de la cloison ; pas de lésions pulmonaires. Examen microscopique fait diagnostiquer la nature tuberculeuse.

Fait intéressant : la guérison ne put être obtenue.

Observation XVIII (Résumée).

(Symonds, *Revue de rhinologie, otologie, laryngologie*.)

Malade âgée de 16 ans consulte pour une obstruction du nez du côté droit, remontant à 8 mois. Epistaxis intermittentes, sur-

tout dans les efforts pour se moucher. Aucune histoire de traumatismes. Jamais de douleurs. Poumons sains.

On trouve un néoplasme faisant saillie à la partie antérieure
de la cloison cartilagineuse. Pâle et consistant. Ne saignant
pas facilement.

L'examen microscopique a démontré la nature tuberculeuse
de la tumeur.

Sa masse principale a été enlevée, laissant une large ouver-
ture dans la cloison.

Traitement consécutif par l'acide lactique et curette.

Observation XIX (Gourdiat).

(Résumée)

Malade âgée de 55 ans. Pas d'antécédents héréditaires spé-
ciaux. Pas de maladies graves.

Début de l'affection depuis un an environ.

Quelques épistaxis se faisant goutte à goutte.

Le nez est déformé, obstrué surtout à gauche par une tumeur
qui encombre toute la cavité.

La portion qui s'avance est gris ardoisé, de consistance très
ferme.

Ganglions sous-maxillaires peu volumineux.

Rien aux poumons.

On pense à un néoplasme malin.

Examen microscopique démontre la nature tuberculeuse de
la lésion.

Le traitement appliqué fut :

Ablation à l'anse chaude.

Curettage énergique et cautérisation à l'acide lactique.

Guérison complète. Conserve une perforation de la cloison.
qui ne la gêne nullement.

Revue un an après. Pas de récidive.

Observation XX (Résumée).

(Gourdiat, *Province Médicale*, Lyon, 1896).

Malade âgée de 19 ans. Adénites cervicales dans l'enfance. Début il y a quatre ou cinq mois.

On constate à l'entrée des fosses nasales, à droite, une tumeur irrégulière, bourgeonnante, du volume d'une noix, très rouge, molle, friable.

Pas d'épistaxis, ni écoulements fétides.

Pas de ganglions. Bon état général.

Rien aux poumons.

Examen microscopique décèle la neoformation tuberculeuse de la tumeur.

Inoculation positive d'un cobaye : un cobaye, inoculé sous la peau du ventre, présente une ulcération locale. Sacrifié au bout de trois semaines, présente une induration au niveau d'inoculation.

Masse caséuse à la section, ganglions indurés, caséeux au voisinage de l'ulcération, ganglion lombaire du côté volumineux, dur, caséeux.

Ablations au galvanocautère, et curettage, puis cautérisation à l'acide lactique.

Après deux récidives, guérison complète.

Observation XXI (Résumée).

(Chiari, *Archives de Laryngologie de Berlin*, 1893).

Cas d'une jeune fille de 22 ans ayant une tumeur implantée sur la partie antérieure de la cloison.

Ablation de la tumeur.

Récidive au bout de quelques mois, pour éloigner toute

chance de récidive, enlèvement de la partie du septum, où s'implantait la tumeur.

Rien au poumon.

OBSERVATION XXII (Résumée).

(Garel et Jollet, *Annales des maladies de l'oreille, du nez et du larynx*, 1893).

Homme de 25 ans, ayant une tumeur grosse comme un pois, implantée sur le septum.

Après ablation de la tumeur, il se produisit une perforation de la partie antérieure de la cloison.

L'examen microscopique a décelé la nature tuberculeuse.

Pas de lésions laryngo pulmonaires.

OBSERVATION XXIII (Résumée).

(Baumgarten, *Société Hongroise d'oto-laryngologie*, 1895).

Femme de 42 ans, souffrant depuis sept mois d'épistaxis fréquentes et d'obstruction de la narine droite.

A l'examen on trouve à droite, en avant, sur la cloison, une tumeur grise, irrégulière, grosse comme une amande, remplissant toute la fosse nasale, de consistance molle et saignant au toucher.

Excision à la curette ; avec la tumeur on enlève le périchondre de la cloison, de sorte que le cartilage manque sur l'étendue d'une pièce d'une couronne.

On avait cru avoir affaire à un polype hémorrhagique de la cloison, mais l'examen microscopique et bactériologique démontra au contraire la nature tuberculeuse de la lésion.

Etat général bon, aucuns symptômes de tuberculose pulmonaire.

Observation XXIV (Résumée).

(Polyak, *Annales des maladies de l'oreille,
du nez et du larynx*, 1895).

Malade de la province, âgée de 49 ans, se plaignant depuis six mois de la narine droite.

A l'inspection on constate la présence sur la partie antérieure de la cloison d'une tumeur granuleuse, irrégulière, saignant facilement.

Enlèvement de la tumeur à l'anse chaude, tumeur de trois centimètres de long sur un de large, granuleuse à l'extérieur, lisse à l'intérieur, rouge vin de Bordeaux, assez molle, la surface sectionnée d'un gris gélatineux.

L'examen microscopique démontre la nature tuberculeuse de la tumeur.

De plus présence d'un certain nombre de bacilles de Koch.

La malade n'a jamais rien eu du côté du poumon.

Etat général actuel excellent.

Observation XXV

(Koschier, *Wiener Klinische Wochenschrift*, 1895. VIII).

Koschier réunit neuf cas de tumeurs tuberculeuses dont nous donnons ci-dessous les observations.

J. H..., âgée de 48 ans, portière, venue à la consultation le 16 juin 1893.

La malade souffre depuis quatre mois d'obstruction nasale des deux côtés, elle a du nasonnement, elle dort la bouche ouverte, d'où une sécheresse de la gorge qui la gêne beaucoup.

A part cela aucune affection antérieure.

L'aspect extérieur du nez est normal.

Par la rhinoscopie antérieure on trouve des deux côtés de la cloison, une assez grosse tumeur, demi-sphérique, placée sur le septum, de couleur grisâtre, pas ulcérée.

Leur grossesse égale à peu près le volume d'une demi noix de telle sorte qu'elles obstruent les deux fosses nasales et que les parties plus profondes ne peuvent être aperçues.

La rhinoscopie postérieure donne un aspect normal. Pharynx normal à part une légère pharyngite sèche.

Pas de lésions laryngo-pulmonaires.

L'examen histologique pratiqué sur un petit morceau extirpé de la tumeur, confirma le diagnostic de tumeur tuberculeuse de la cloison nasale.

Les tumeurs furent enlevées, coupées des deux côtés et séparées du septum, opération qui laissa une perforation de la cloison.

La plaie fut cautérisée au galvanocautère, et on la toucha ensuite à l'acide lactique.

Au bout de peu de temps, la plaie se cicatrisa en entier. Le dos du nez reste toujours un peu déprimé.

L'état général est bon, le malade sort de l'hôpital le 8 juillet 1893.

OBSERVATION XXVI

(Koschier)

F. H.., âgé de 7 ans. Le malade vient pour la première fois le 20 novembre 1892.

Il se plaignait de douleur de la partie gauche du nez, et de sécrétions nasales abondantes du même côté. Cet état subsiste depuis un mois.

En soulevant un peu la narine gauche on voit une masse rouge pâle, procidente. La mère du patient le prenait pour un polype.

L'enfant faiblement constitué, est un peu anémié.

Par la rhinoscopie antérieure on voit à gauche que toute la fosse nasale est remplie par une tumeur rouge pâle. En précisant les recherches avec la sonde exploratrice, on constate que cette tumeur se pédiculise sur le septum.

La surface de la tumeur est lisse, et montre quelques petites ulcérations. La consistance est très molle.

Au contact de la sonde une assez forte hémorrhagie se produit.

La narine droite ne présente rien d'anormal, ainsi que l'arrière cavité des fosses nasales.

Pas de lésions laryngo-pulmonaires.

Pour consolider le diagnostic, on enlève un petit morceau de la tumeur avec une anse froide, après quoi on tamponne le nez. L'étude microscopique dévoila du tissu tuberculeux.

Cinq mois après l'ablation, le malade revient, la tumeur n'avait pas reparu.

OBSERVATION XXVII (Koschier)

M. W..., âgée de 43 ans, rentrée le 3 septembre 1893.

La malade déclare avoir de l'obstruction nasale depuis plusieurs semaines surtout à gauche.

Autrement bonne santé antérieure.

Par la rhinoscopie antérieure on trouve à gauche, une tumeur s'étendant largement sur le septum, et remplissant presque toute la fosse nasale.

Sa surface est rouge pâle, lisse, de consistance très molle.

A droite, de même sur le septum, tumeur plus petite, ayant absolument le même aspect que la première.

Par la rhinoscopie postérieure : pharynx normal.

Rien au larynx, ni aux poumons.

Diagnostic : tumeur tuberculeuse du septum.

Ablation de la tumeur à l'anse chaude, cautérisation à l'acide

lactique après curettage qui amène une perforation de la cloison.

La malade revint au bout d'un an, et on ne put constater aucune récidive.

La guérison fut définitive.

OBSERVATION XXVIII (Koschier)

E. W..., âgée de 25 ans, entrée le 16 août 1893.

La malade est petite, de faible constitution. Elle se plaint
d'obstruction nasale depuis près de cinq mois, devenue de plus
en plus forte depuis ce temps-là.

Elle ne peut préciser le début de la maladie.

La rhinoscopie antérieure montre, à gauche, une tumeur
placée sur le septum, allongée, lisse, pâle, ayant une consistance molle. Au contact de la sonde elle saigne légèrement.
Elle est assez grosse et remplit presque toute la fosse nasale.

A droite rien de particulier.

Le pharynx et le larynx sont normaux.

L'état du poumon est satisfaisant.

Le diagnostic de tumeur tuberculeuse du septum nasal, est
confirmé par l'étude microscopique d'un petit morceau de la
tumeur enlevée.

Ablation de la tumeur. Cautérisation de la plaie, et attouchement à l'acide lactique. Il n'y eut pas de perforation.

La perméabilité du nez fut recouvrée.

La cicatrisation fut rapide.

La malade sortit de l'hôpital complètement guérie le 20 septembre.

Au bout d'un an, pas de récidive.

OBSERVATION XXIX (Koschier)

R. B..., âgée de 25 ans, rentra le 25 février 1895.

La malade dont l'état général n'est pas très bon, mais qui ne présente rien de particulier, au point de vue pulmonaire, se plaint depuis six mois d'une lente obstruction de la narine gauche, qui, pourtant, ne s'est pas bouchée complètement.

La narine droite présente un aspect normal.

A gauche, on constate une tumeur, adhérente par une base assez large sur le septum, de couleur pâle, à surface mamelonnée sans ulcération.

Elle vient presque au contact du cornet inférieur correspondant, dont l'aspect est d'ailleurs normal, sauf une légère hypertrophie.

Le plancher est normal.

Par la rhinoscopie postérieure, on voit un pharynx normal.

Le larynx ne présente aucune lésion ainsi que les poumons.

Diagnostic : tumeur tuberculeuse du septum. L'analyse histologique d'un morceau de la tumeur décèle, en effet, la nature tuberculeuse de la lésion.

Ablation de la tumeur à l'anse froide, après quoi, curettage, cautérisation et attouchement à l'acide lactique.

Au bout de quelques jours, la plaie commençait à se cicatriser, mais la malade voulut partir avant la guérison définitive.

Depuis ce temps, elle a été perdue de vue.

OBSERVATION XXX (Koschier)

J. A..., âgée de 25 ans, rentrée le 3 juin 1895.

La malade est fatiguée, pâle, anémique ; depuis 1 an et demi, a été opérée de multiples papillomes du larynx.

Autrement elle est toujours en bonne santé.

Le malaise actuel, consistant en de l'obstruction et de la gêne de la respiration nasale, a commencé, il y a plusieurs semaines du côté de la fosse nasale droite.

La rhinoscopie antérieure permet de voir à droite une tumeur placée sur le septum, de la grosseur d'un haricot, qui remplit presque en entier la fosse nasale.

— 70 —

Sa surface est lisse, il n'y a pas la moindre ulcération.

La couleur est rouge pâle, la consistance en est molle.

Au contact du stylet, elle saigne très légèrement.

L'autre fosse est normale. Il en est de même du pharynx.

Le larynx et les poumons sont sains.

Diagnostic : tumeur tuberculeuse de la partie antérieure de la cloison.

L'examen microscopique a été fait avec un morceau de la tumeur ; il a confirmé la nature tuberculeuse de la lésion.

Traitement chirurgical classique.

Au bout d'un an pas de récidives.

OBSERVATION XXXI (Koschier)

T. K..., âgée de 20 ans. Rentrée le 15 novembre 1894.

La malade se plaint depuis six mois d'obstruction nasale, complète du côté gauche, et partielle du côté droit.

Voix nasillarde, sommeil troublé. A part cela, elle a toujours été en bonne santé.

Par la rhinoscopie antérieure, on trouve à un centimètre ou deux en avant de la choane, et remplissant en entier l'arrière-cavité nasale, une tumeur pâle, lisse, pas ulcérée, pouvant être mobilisée avec la sonde, qui rencontre une matière molle, friable et saignant légèrement au contact du stylet.

A droite, état normal, sauf une légère hypertrophie de la tête du cornet inférieur.

Par la rhinoscopie postérieure on trouve que le naso-pharynx est rempli par une tumeur, dont la présence empêche de voir la choane gauche et la cloison dans sa partie postérieure. Les parties latérales de la choane droite sont seules visibles.

La tumeur apparaît divisée en plusieurs sillons partagés en lobes, dont la surface ne montre aucune ulcération, est lisse et possède une couleur blanc rosâtre.

La consistance de la tumeur est assez molle.

Pour s'orienter sur le point de sortie de la tumeur, on a recours au toucher pharyngien, grâce auquel on constate :

1° La mobilité assez grande de la tumeur.

2° L'intégrité de la voûte du pharynx qui est libre.

3° La sortie de la tumeur de la choane gauche et son point d'implantation sur la partie postérieure du septum nasal.

Larynx et poumons absolument sains.

On hésite entre le diagnostic de sarcome et celui de tumeur tuberculeuse.

L'analyse microscopique vient lever tous les doutes, et prouver la nature tuberculeuse de l'affection.

Ablation laborieuse de la tumeur, qui donne une hémorrhagie abondante.

Traitement chirurgical ordinaire.

La perméabilité nasale renaît après l'enlèvement de la tumeur, la malade sort guérie.

Elle revient au bout de trois mois ; il n'y a pas de récidive. Seule une légère infiltration se montre à la partie postérieure et supérieure du septum.

OBSERVATION XXXII (Koschier)

R. T..., âgée de 19 ans, rentrée le 10 mai 1895.

Depuis cinq à six mois la malade s'est aperçue, que la respiration nasale devenait de plus en plus difficile. Pendant la nuit elle était obligée de dormir la bouche ouverte, et avait au réveil une sensation désagréable de sécheresse de la gorge.

A part quelques maladies de l'enfance, la malade a toujours été bien portante.

Par la rhinoscopie antérieure, on ne constate rien d'anormal, à part un peu d'hypertrophie du cornet moyen à droite.

Dans le naso-pharynx, quelques granulations visibles par la rhinoscopie postérieure.

Dans sa partie supérieure, au point de transition de la voûte naso-pharyngienne et de la muqueuse du septum, on trouve une tumeur grosse comme une datte qui pend dans la cavité pharyngienne, et dont l'extrémité inférieure atteint presque le voile du palais.

Cette tumeur ne porte aucune ulcération, elle est lisse et de couleur rougeâtre, elle peut avec la sonde être légèrement mobilisée, sa consistante est molle.

A part cela : pharynx et larynx normaux. Rien aux poumons.

La tumeur fut enserrée à sa base et enlevée à l'anse froide. Avec la curette tranchante, on curette son point d'implantation.

L'examen microscopique permet de porter le diagnostic de tumeur d'origine tuberculeuse.

La plaie fut rapidement cicatrisée et la malade sortit le 10 juin complètement rétablie.

OBSERVATION XXXIII (Koschier).

H. T..., âgé de 22 ans, rentré le 17 mai 1894.

Le malade se plaint que depuis un an l'air passe difficilement par son nez, ce qui produit chez lui, de la sécheresse de la gorge, de l'insomnie et une voix nasillarde.

A l'examen extérieur du nez, on constate de la tuméfaction des deux ailes du nez, qui apparaît élargi.

Il y a un peu de rougeur, et le malade se plaint de douleurs provoquées par le contact de la main sur le dos et l'aile du nez.

La rhinoscopie antérieure, montre les deux fosses nasales obstruées par une tumeur assez grosse, faisant saillie au-devant du septum, et pouvant être mobilisée avec le stylet explorateur.

La surface de ces tumeurs ne présente aucune altération. Leur couleur est rougeâtre, leur consistance molle.

La rhinoscopie postérieure ne montre rien d'anormal.

Les poumons sont en bon état, ainsi que le larynx.

Avec un morceau de la tumeur étudié au microscope on fait le diagnostic de tumeur tuberculeuse.

Traitement ordinaire.

Hémorrhagie assez abondante, qui nécessite un tamponnement.

Au bout de 14 mois, après une guérison apparente, le malade meurt.

L'autopsie a été faite, et a donné les résultats suivants:

Méningite bacillaire aiguë, avec œdème cérébral.

Périostite et périchondrite tuberculeuse chronique des fosses nasales.

Tuberculose du sommet du poumon de date récente.

OBSERVATION XXXIV

(Thomson, *British medical journal*, London, 1897).

Thomson montra une femme qui, deux années avant, commença à souffrir du nez, se plaignant d'une obstruction nasale.

Elle présentait alors une tumeur à large base, rosée, mobile. On porte le diagnostic de tuberculome, à l'aspect histologique de la tumeur, malgré l'absence de bacilles tuberculeux.

La tumeur était implantée sur le septum nasal.

Traitement par ablation, curettage, et application d'acide lactique, et trois injections de tuberculine de Koch.

La malade revint six mois après.

Ulcération et perforation du septum nasal, avec infiltration d'un tissu où le microscope fait découvrir des cellules géantes, mais pas de bacilles.

Abrasement des surfaces atteintes, et cautérisation avec un tampon d'iode laissé pendant 10 minutes.

La malade n'avait rien au poumon.

Observation XXXV

(Mackensie, *British medical journal*, 1898).

Cas du docteur Mackensie sur un polype granuleux, fongueux, friable, siégeant sur la partie moyenne du cornet moyen, et obstruant toute la fosse nasale, chez une femme.

Enlèvement de la tumeur, très friable d'ailleurs, et ayant donné lieu à une forte hémorrhagie, nécessitant un tamponnement.

La tumeur était très grosse et attachée à la partie moyenne du cornet moyen.

L'examen microscopique fit trouver des cellules géantes, et a texture du tissu tuberculeux, il fut impossible de trouver des bacilles spécifiques.

D'où le diagnostic de « granulome tuberculeux » des fosses nasales.

Electrocautérisation, et pas de récidive.

Rien au poumon.

Malgré le siège de la tumeur, et la non-observation des lésions pulmonaires, en se basant sur la friabilité de la tumeur, sa tendance à l'hémorrhagie, et son examen histologique, on doit porter le diagnostic de tumeur d'origine tuberculeuse.

Observation XXXVI (Résumée).

(Tixier, *Gazette Médicale de Nantes*, 1900.)

Mlle L...., âgée de 26 ans, se présente à la consultation le 5 mars 1900, pour obstruction nasale à droite depuis plusieurs années. Pas de maladies antérieures, mais santé délicate.

Un frère mort de méningite tuberculeuse.

Une sœur morte de tuberculose pulmonaire.

Une autre sœur atteinte de tuberculose pulmonaire.

A l'examen on constate sur la cloison une tumeur à deux centimètres de l'extrémité antérieure, rougeâtre, bosselée.

Elle était de la grosseur d'un haricot de 4 centimètres. De consistance molle, friable, saignant sous le stylet.

Pas de dénudation de l'os.

Le reste normal. Rien aux poumons.

L'examen histologique démontra la nature tuberculeuse de la tumeur.

Enlèvement à l'anse chaude, grattage, cautérisation.

Guérison.

OBSERVATION XXXVII

(William Lincoln, *Revue hebdomadaire de laryngologie*,
12 avril 1902.)

Femme de 45 ans qui depuis quelque temps a beaucoup maigri ; elle avait de plus des sueurs nocturnes profuses. Depuis quelques mois la malade souffrait d'une obstruction nasale.

L'examen fit constater une masse rouge pâle, non ulcérée, occupant la cloison cartilagineuse. Pas d'histoire de syphilis.

L'examen microscopique a révélé la structure ordinaire du granulome tuberculeux avec des cellules géantes, mais sans bacilles tuberculeux.

Le traitement combiné d'iodure et de mercure n'a eu aucun effet, la tumeur a donc été enlevée par un curettage.

Trois mois plus tard la malade revint avec une récidive du côté opposé siégeant sur le même point correspondant.

A ce moment la malade présentait des signes manifestes de tuberculose pulmonaire. Le cas pouvait donc être considéré comme un cas de tuberculose primitive du nez.

L'auteur tire cette intéressante conclusion que le diagnostic peut être mieux établi à l'aide des considérations basées sur les résultats de l'examen histologique.

Le traitement du granulome tuberculeux est exclusivement chirurgical.

OBSERVATION XXXVIII (inédite). (Due à l'obligeance de MM. les docteurs Furet et Veillard, 1898).

M. G..., âgée de 23 ans, vient consulter à la clinique, le 6 septembre 1893.

Depuis 6 mois, ressent une certaine gêne pour respirer du nez.

A part cette gêne de la respiration nasale, a toujours été bien portante.

N'a jamais toussé, et ne présente aucune lésion soit du côté du larynx, soit du côté des poumons.

Comme antécédents héréditaires : père mort de tuberculose pulmonaire ; un frère atteint de la même affection.

A l'examen on constate une grosse tumeur, rouge, irrégulière, saignant facilement.

Insérée à la partie antérieure de la cloison, elle bouche complètement la fosse nasale droite.

Le 15, ablation à l'anse chaude.

La base d'implantation ainsi que tous les tissus atteints sont grattés à la curette tranchante. Après quoi, cautérisation à l'acide lactique au cinquième.

Prise d'un fragment de la tumeur et fixation par l'alcool.

Le 20, la tumeur est examinée par Veillard. On trouve de nombreux tubercules et des cellules géantes.

Le 24, continuation de l'acide lactique, à solution plus concentrée (au 1/2).

Le 4 octobre, guérison.

On porte le diagnostic de tumeur tuberculeuse de la cloison nasale.

La malade revient le 28 avril 1900 avec une récidive du même côté.

Cette femme qui était enceinte lors de la première opération, est accouchée en décembre 1898 (à 7 mois) d'un enfant débile, mort en juillet suivant 1899.

Pendant l'année 1899, état général excellent.

Pas de récidive de la tumeur.

Elle est de nouveau enceinte depuis le commencement de janvier 1900.

Depuis 4 mois et dès le premier mois de sa grossesse, elle a senti que l'obstruction nasale réapparaissait. Elle vient donc le 28 avril à la consultation.

A l'examen, on constate la présence sur la partie antérieure de la cloison droite, d'une tumeur ayant le même aspect que la première, mais plus grosse, et obstruant complètement l'entrée de la fosse nasale. On la voit d'ailleurs facilement, sans instruments. Elle fait saillie au dehors et recouvre une partie de l'aile du nez correspondante

Elle ne saigne pas, comme pour la première ablation.

Enlèvement à l'anse froide et même traitement consécutif que pour la première fois.

L'examen histologique a été de nouveau positif.

De plus, pour lever tous les doutes, M. le docteur Veillard a fait l'inoculation d'un cobaye ; après avoir abrasé les surfaces avec un scalpel stérilisé, prise d'un fragment au centre de la tumeur.

Ce fragment a été broyé dans 2 cc. d'eau bouillie, et le tout injecté dans le péritoine d'un cobaye au moyen d'une seringue de Roux.

Le cobaye sacrifié au début de juillet avait ses organes farcis de tubercules.

On était donc bien en présence d'une tumeur des fosses nasales d'origine tuberculeuse.

Nous avons revu, il y a quelque temps, la malade qui habite Paris. Il n'y avait pas eu de récidive, et son état général a toujours été excellent.

Observation XXXIX (Clemesha)

A case of tuberculosis tumour of the nasal septum. Clemesha.
(Buffalo, 1900).

Cas d'une tumeur, du volume d'une demi-noix, développée sur la partie antérieure de la closion cartilagineuse, obstruant toute la cavité nasale du côté droit.

Couleur grise, consistance friable, saignant sous le stylet.

Enlèvement de la tumeur à l'anse galvano-caustique, et curettage, puis cautérisation à l'acide lactique.

L'analyse histologique démontre la nature tuberculeuse de la tumeur.

Observation XL (personnelle)

(Opérée avec le concours de mon confrère et ami le docteur
J.-N. Roy, 10 février 1902).

Mlle G..., 20 ans.

Depuis un an, se plaint d'un enchifrènement de la fosse nasale droite ; elle mouche beaucoup plus du côté droit, et a de temps en temps, des épistaxis légères. L'obstruction nasale a progressivement augmenté, et c'est à cause de cette gêne de la respiration nasale, de la sécheresse de la gorge, et des épistaxis quand elle se mouche, que la malade vient à la consultation de la clinique de laryngologie de l'hôpital Saint-Antoine, recommandée à M. le docteur Roy.

Nous la voyons avec mon confrère, et voici ce que la malade nous apprend :

Voilà un an, elle constata à la partie antérieure et sur le bord de la cloison cartilagineuse une petite tuméfaction un peu rouge, qu'elle avait l'habitude de gratter. Cette surélévation à la suite des lésions de grattage, s'ulcérait et saignait légèrement. Une petite croûtelle se formait à sa partie supérieure, et se reformait à mesure que la malade l'enlevait par le grattage.

Bientôt cette tumeur grossit, sans donner lieu à de l'inflammation du voisinage, sans occasionner de souffrances, mais simplement en exagérant la sécrétion nasale de ce côté.

Après des périodes stationnaires, elle augmenta peu à peu, produisit de la gêne respiratoire, et une obstruction nasale, qui, au bout d'un an, n'était pourtant pas complète.

L'état général de la malade avait toujours été excellent ; elle n'avait pas maigri, elle ne toussait pas, et à part cette manifestation locale sa santé ne s'est pas ressentie du tout de la présence de cette tumeur nasale.

Comme antécédents personnels, la malade avoue la rougeole dans son enfance ; elle n'a jamais eu de bronchite, rien du côté des poumons, elle n'a jamais toussé.

Comme antécédents héréditaires : son père est atteint de bronchite chronique depuis très longtemps, s'enrhume tous les hivers et tousse pendant toute la période froide de l'année.

Son frère est mort de tuberculose pulmonaire, sa sœur est bien portante.

A l'examen rhinoscopique, on constate, adhérente à la partie antérieure de la cloison cartilagineuse, une tumeur gris rougeâtre, grosse comme une demi-noisette, reposant par une large base sur la cloison.

Sa partie libre ne vient pas encore au contact de l'aile du nez correspondante, et laisse entre elles un espace d'environ un demi-centimètre.

Le contact avec le stylet permet d'apprécier la consistance assez molle, friable, de la tumeur, il provoque une légère hémorrhagie.

On contourne la concavité de la tumeur avec le stylet coudé

à angle droit. ce qui permet de mesurer son épaisseur, environ deux centimètres. Pas de rougeur du dos et de l'aile du nez.

Pas de douleur à la pression.

La fosse nasale gauche est normale : la muqueuse correspondante de la cloison est absolument saine, pas tuméfiée, il n'y a pas trace de perforation. La pression n'est pas douloureuse.

Il n'y a aucune lésion cutanée de l'aile ou du dos du nez.

Pas d'écoulement purulent, pas de fétidité.

La rhinoscopie postérieure montre un pharynx un peu tapissé de muco-pus venant de la choane droite.

Pharynx et larynx normaux.

L'examen des poumons n'a fait déceler aucune lésion tuberculeuse aux sommets.

État des autres organes absolument sain.

Après avoir fait pendant quelques jours de la désinfection nasale à l'huile mentholée au 1/50 on fait l'ablation de la tumeur, sous l'anesthésie locale.

Nous avons employé pour cela une solution de cocaïne au 1/20, que l'on a appliquée tout d'abord sur le champ opératoire, et cinq minutes après badigeonnage avec une solution d'adrénaline au 1/1000.

Immédiatement après rétraction énorme du cornet inférieur et de toute la muqueuse saine de la cavité nasale.

Nous avons pu ainsi enlever la plus grande partie de la tumeur avec l'anse galvanocaustique.

Le curettage de tout le tissu tuberculeux a pu être fait immédiatement après, le champ opératoire étant absolument exsangue.

Le curettage a été aussi complet que possible et n'a provoqué qu'un écoulement insignifiant de sang. Le tissu pathologique faisant saillie dans la cavité nasale rétractée, l'on a pu tout enlever.

Nous avons gratté jusque sur le cartilage quadrangulaire qui était sain.

Après le curettage, nouvelle application de cocaïne et cautérisation à l'acide lactique pur, qui a provoqué une assez forte douleur.

Tamponnement assez serré à la gaze iodoformée.

L'hémorrhagie secondaire a dû être insignifiante.

Le malade ne s'en est pas aperçu.

Pendant quelques jours pansements et cautérisations avec l'acide lactique.

Au bout de huit jours, l'épidermisation a commencé, et quinze jours après la malade était guérie.

Elle est revenue ces jours-ci (15 mai), il n'y a pas de récidive, et la muqueuse nasale est normale, il n'y a pas de perforation.

L'état général est toujours excellent.

L'analyse histologique faite sur un fragment de la tumeur a montré la nature tuberculeuse de la lésion. Impossible de découvrir des bacilles tuberculeux.

Nous avons fait, en plus, une inoculation dans le péritoine d'un cobaye (comme pour le premier cas). Au bout d'un mois, l'animal a été sacrifié. Il présentait des lésions ganglionnaires de la région inguinale et crurale. Les poumons, les ganglions bronchiques, le foie et la rate étaient farcis de tubercules.

On était donc bien en présence d'une tumeur tuberculeuse des fosses nasales.

OBSERVATION XLI (personnelle).

M. V..., typographe, 45 ans (1 mars 1902).

Depuis deux mois se plaint d'obstruction nasale et d'écoulements muco-purulents abondants de la fosse nasale droite. Mouche du sang de temps en temps.

L'obstruction nasale a augmenté depuis deux mois, de façon à devenir complète de ce côté. Sensation pénible de compression, un peu de céphalée, sécheresse de la gorge.

Il vient à la clinique de laryngologie de l'hôpital St-Antoine en mars 1902.

THOMAS 6

Le malade raconte qu'il y a un peu plus de deux mois, il a constaté une légère tuméfaction de la muqueuse nasale à la partie antérieure de la cloison cartilagineuse. Cette tuméfaction était un peu rouge, mais indolore.

Son augmentation, au bout d'un mois, était très sensiblement de la grosseur d'un pois.

Progressivement apparurent de la gêne de la respiration nasale, de légères épistaxis et de l'exagération de la sécrétion nasale, qui était un peu muco-purulente. Il n'y a jamais eu de fétidité.

L'état général, qui était excellent avant l'apparition de la tumeur, commence à devenir moins bon. Le malade avait perdu l'appétit et s'anémiait. Nous attribuons cet état de chose aux mucosités qui, ne pouvant plus passer par l'orifice nasal obstrué tombaient dans le pharynx, de là étaient dégluties et venaient tapisser la muqueuse de l'estomac.

Le malade n'avoue aucune maladie antérieure, il s'est toujours bien porté.

Comme antécédents héréditaires, il a eu son père mort de tuberculose pulmonaire, il a des frères qui se portent bien.

A l'examen, on constate, implantée sur la partie antérieure de la cloison cartilagineuse, une tumeur gris rougeâtre, lisse, recouverte d'une muqueuse qui parait saine.

La tumeur est visible sans l'emploi du spéculum, elle fait saillie au dehors, obstruant toute la cavité nasale, et venant au contact de l'aile du nez, qu'elle cache en partie, dans son tiers inférieur.

(Nous donnons d'ailleurs, au chapitre de la symptomatologie, le dessin de cette tumeur.)

Il y a une petite ulcération au sommet de sa concavité.

Le contact avec le stylet permet d'apprécier la consistance friable de la tumeur, et provoque une hémorrhagie peu abondante.

On ne peut arriver à contourner la tumeur avec un stylet coudé à angle droit.

Un peu de déformation de l'aile du nez.

Légère douleur à la pression du dos du nez.

Sécrétion muco-purulente, mais pas de fétidité.

La fosse nasale gauche est absolument normale : la muqueuse correspondante de la cloison est absolument saine, pas tuméfiée, il n'y a pas de perforation.

Il n'y a pas de lésions cutanées de l'aile ou du dos du nez.

La rhinoscopie postérieure montre la choane droite libre. mais recouverte de muco-pus qui tapisse les parois du pharynx en descendant de la fosse nasale droite.

A part cela, le pharynx est normal.

Rien au larynx.

L'auscultation des poumons n'a permis de constater aucune lésion tuberculeuse.

Le malade d'ailleurs ne tousse pas.

L'état des autres organes est absolument sain.

Après désinfection du nez à l'huile mentholée au 1/50, nous avons opéré le malade sous l'anesthésie locale.

Même technique que la première fois : solution de cocaïne au 1/20, puis, cinq minutes après, application d'adrénaline au 1/1000.

La rétraction de la muqueuse saine de l'aile du nez, permet l'introduction d'une anse galvanocaustique, que nous poussons aussi près que possible de la base d'implantation de la tumeur.

Nous retirons un fragment gros comme une demi-noisette, et nous constatons la présence dans la cavité nasale d'un second fragment de la même grosseur, à base d'implantation commune.

Celui-ci a contracté des adhérences avec l'aile du nez (partie moyenne du cornet inférieur) et remonte à peu près jusqu'au cornet moyen. Dans la même séance le malade ayant très bien supporté l'opération, après libération des adhérences, et réapplication de cocaïne et d'adrénaline, nous avons enlevé le second fragment à l'anse galvanique.

Les deux fragments rapprochés avaient la forme d'un gros

haricot, dont la partie moyenne et convexe correspondait à la
tête du cornet inférieur. (Nous donnons d'ailleurs le dessin de
la tumeur enlevée et reconstituée.)

L'hémorrhagie fut insignifiante.

Trois jours après, séance de curettage, sous l'anesthésie locale
de la cocaïne seule, pour comparer ses effets hémostatiques
avec ceux de l'adrénaline. L'hémorrhagie fut assez forte et nous
obligea de nous arrêter de temps en temps pour tamponner
le champ opératoire.

Attouchement à l'acide lactique au 1/2.

Dans une seconde séance, huit jours après, anesthésie locale
à la cocaïne et l'adrénaline; nous pûmes cette fois, curetter tout
ce qui restait du tissu malade, et aller jusqu'au cartilage sain
de la cloison nasale, sans qu'il y ait eu une hémorrhagie assez
forte pour nous empêcher de continuer et nous masquer le
champ opératoire.

Badigeonnage à l'acide lactique pur.

Dans les intervalles des séances, le malade prisait une poudre
iodolée et mentholée.

Tamponnement léger à la gaze iodoformée.

Le malade revint de temps en temps se faire badigeonner les
parties curettées avec l'acide lactique ; il était guéri le 24 mars
la plaie était cicatrisée, et la muqueuse saine de ce côté.

Avant l'opération, nous avions pris un fragment de la tumeur
dont l'étude microscopique fut faite par M. le docteur Coyon,
chef du laboratoire de la clinique de laryngologie.

L'examen fait sur une partie trop superficielle ne donna aucun
résultat.

Aussi au moment de l'opération, avions-nous choisi un fragment, au centre de la tumeur; nous en avons pratiqué l'inoculation sous la peau de la face interne de la cuisse d'un cobaye
que nous avons sacrifié un mois après.

Outre les lésions des ganglions du côté inoculé, la rate et le
foie étaient farcis de tubercules. Les poumons et les ganglions
bronchiques n'étaient pas encore touchés. Il n'y avait donc pas

de doutes sur la nature tuberculeuse de la tumeur, malgré les résultats négatifs de l'examen histologique.

Le malade est revenu le 24 mai à la clinique de laryngologie.

Son état général n'est pas brillant, il a commencé à tousser il y a un mois, il a des sueurs profuses la nuit, il se sent très anémié, et n'a pas d'appétit.

A l'auscultation, on trouve un peu d'obscurité du sommet droit ; pas d'autres signes bien nets de tuberculose pulmonaire. L'état actuel de ses poumons vient donc encore confirmer le diagnostic de tumeur tuberculeuse des fosses nasales, antérieure à une infection bacillaire probable du poumon droit.

CONCLUSIONS

I. Le nombre relativement restreint d'observations, concernant les tumeurs tuberculeuses primitives des fosses nasales, ne doit pas cependant faire considérer cette affection comme une localisation exceptionnelle et sans intérêt de l'infection bacillaire.

II. La rareté de cette forme de tuberculose, sur une muqueuse, exposée plus que toute autre, à l'apport des bacilles tuberculeux, s'explique :

1° Par la *structure spéciale de l'épithélium* à cils vibratiles de sa portion respiratoire ;

2° Par le *pouvoir bactéricide* du mucus nasal bien étudié par MM. Lermoyez et Wurtz.

III. La *forme* tout à fait spéciale de cette localisation tuberculeuse, le *siège* de la tumeur à la partie antérieure de la cloison, son *indolence*, son *évolution lente*, sa tendance à ne pas se généraliser, son peu de répercussion sur l'organisme, son étude histologique et bactériologique, permettent de la différencier des autres tumeurs des fosses nasales tels que l'*épithéliome*, le *sarcome*, le *papillome*, etc...

IV. Sa *curabilité*, presque toujours assurée par un traitement énergique et précoce, permet de porter un *pronostic assez bénin*, et d'éviter *les infections* secondaires qui se manifestent par suite des rapports anatomiques et physiologiques des fosses nasales, soit du côté des méninges, soit du côté du poumon.

V. Le traitement de choix consiste dans :

1° L'*extirpation* de la tumeur à l'anse chaude.

2° Le *curettage énergique* et complet de la base d'implantation, après anesthésie locale à la cocaïne et l'adrénaline ;

3° La *cautérisation à l'acide lactique*.

BIBLIOGRAPHIE

ALEXANDER. — Ann. des mal. de l'oreille, du nez (1899, p. 222).

ARSLAN. — Contributo allo studio dei tumori del setto nasale.
(Archivio ital. de Torino, 1895).

BAYLE. — Recherches sur la phthisie pulmonaire. Paris, 1810,
p. 614.

BERTHOLD. — Berliner Klinische Wochenschrift, 1885, p. 644.

BLOCK. — Vierteljahreschrift fur Dermatol. und syphilis, 1886.

BOUTARD. — Thèse, Paris, 1889, n. 258.

BRISSAUD. — Art. Lupus, Dictionnaire de Jaccoud.

BOTTEY. — Revue de Laryngologie (X, 1-8, 1890).

BARKER. — Malignant polyp of the Nose. (Tr. Path. society
London (XLII, 292, 1890).

BEERMAN. — Ueber primare tuberculose der Nasenschleimhaut. (Wurzbourg, 1890).

BEAUSOLEIL. — Masse caséeuse retirée du nez. (Gaz. méd. de
Bordeaux, 1896).

BAR et TIXIER. — Contribution à l'étude de la tuberculose nasale. (Rev. hebdomadaire de Laryngologie. Bordeaux,
1900, p. 379.) (Gaz. méd. de Nantes, 1900, p. 990).

CARTAZ. — De la tuberculose nasale. (France médicale, 13 juillet 1887, p. 1007.)

CAPART. — Contribution à l'étude de la tuberculose nasale.

(Bull. Acad. royale de méd. de Belgique. Bruxelles, 1890, p. 785.)

Du Castel. — Epithélioma végétant du nez. (Bulletin de la société française de Dermat et syphil. Paris, 1893, p. 339-41.)

Chiari. — Ueber tuberculome der Nasenschleimhaut. (Archiv Laryngol. Berlin, 1893, p. 121.)

Cimmério. — Un caso di syphilome nasale. Firenza, 1894.)

Clemesha. — A case of tuberculosis tumor of the nasal septum. Buffalo, 1900.

Cumming. — Case of nasal granulome probabling tuberculous. (British medical journal. London, 1900, p. 20.)

Dionisio. — Contributo alla casuistica della tuberculosi nasale. (Acad. de méd. Torino, 1891, p. 67.)

Duronaux. — Contribution à l'étude et aux traitements des polypes hémorrhagiques de la cloison. (Nancy, 1898, p. 8.)

Fitzpatrick. — Tuberculosis of the nose. (Cincinnati. Lancet Clinic. 1891, p. 468.)

Farlow. — Two cases of the nasal tuberculosis. (New-York. Med. J., 1893, p. 525.)

Gemy. — Chancre syphilitique de la cloison des fosses nasales. (Annal. de Dermat. et syphil. Paris, 1890, p. 571.)

Garel et Jollet. — Contribution à l'étude des tumeurs de la cloison nasale. (Annal. des maladies de l'oreille, du nez. Paris, 1894, p. 949.)

Gourdiat. — Quelques observations de néoplasmes tuberculeux des fosses nasales. (Province médicale. Lyon, 1896. p. 459.)

Gaucher. — Traité des maladies de la peau. Paris, art. Lupus.

Gaudier. — Notes sur un cas de tumeurs de la cloison des fosses nasales. Bull. Société de méd. du Nord. Lille, 1897, p. 124.

Gœrke. — Zur pathol. und diagnostik der Nasen-tuberculome. (Archiv. für laryngol. und rhinol. Berlin, 1899, p. 50.)

Huguenin. — Aetiologie d. meningitis Correspond. Blatt für schweizer Aertze, 1889.

Hazek. — Die tuberculose d. Nasen schleimhaut. Internat. Klinische Rundschau, 1889, et Wien, 1892, p. 1617-1623.(

Hoopers. — Tumours of the septum narium. (J. Resp. org., 1890, p. 62.)

Hahn. — Ueber tuberculose der Nasenschleimhaut. Deutsche med. Wochenschrift. Leipzick, 1890, p. 495.

Heryng. — Gruzlica blony sluzowey nosa. Medycyna Warszawa, 1892, p. 525.

Hezog. — Tuberculosis of the nasal mucous membrane. Amer. J. med. Philadelphia, 1891, p. 700.

Hallopeau. — Syphilome tertiaire des fosses nasales. (Ann. Dermat. et syphil. Paris, 1891, p. 421.)

Hallopeau et Leredde. — Traité des mal. de la peau. (Paris, art. Lupus.)

Hicquet. — Tumeurs nasales tuberculeuses. (Ann. des mal. de l'oreille. Paris, 1890, p. 402.)

Ignazio. — Contributo allo studio della tuberculosi nasale. (Boll. de méd. de orechio, golo. Firenzo, 1893, p. 270.)

Hiaras. — Contribution à l'étude de l'infection tuberculeuse par la voie nasale. (Thèse de Bordeaux, octobre 1899).

Juffinger. — Wiener Klinische Wochenschrift, 1889.

Jousset. — Etude clinique sur le lupus primitif de la cloison des fosses nasales. (Rev. hebdom. de Laryngol, rhinol. Paris, 1898, p. 1125).

Kikuzi. — Mitheilungen ans den Brunnschen klinik. (Bd. III. 1888).

Koschier. — Ueber Nasentuberculose. (Wiener Klinische Wochenschrift, 1895. VIII. 633, 656, 685, 704, 721.)

Laveran. — Bulletin de la Société médicale des Hôpitaux de Paris. (1876, p. 391.)

Luc. — Angiome des fosses nasales. (Archiv. de Laryngol. 1886).

Lacoarret. — Contribution à l'étude des papillomes des fosses nasales. (Revue de Laryngol. Paris, 1889 p. 497, 529, 573.)

LERMOYEZ, — Des végétations adénoïdes tuberculeuses du pharynx nasal. (Société méd. des hôp. de Paris, 1894. p. 559.) (Thérapeutique des maladies des fosses nasales. (Paris, 1896. I, p. 375.) Chancre nasal simulant sarcome. (Ann. des mal. de l'oreille, 1898.)

LERICHE. — Sarcome de la cloison. (Gaz. des Hôp. 1874.)

MAX-BRESGEN. — Tuberculose oder lupus der Nasenschleimhaut. (Deutsche med. Wochenschrift, 1887.)

MICHELSON. — Volkmanns Klinische Vortrage Sammlung, (nº 326).

MORELL-MACKENSIE. — Traité des Maladies du nez.

MOURE. — Manuel des maladies des fosses nasales.

MARFAN. — Chancre syphilitique de la cloison des fosses nasales. (Ann. de Dermat. et syphil. Paris, 1890, p. 499.)

MRACEK. — Tuberculose polypen der Nasenhœhle nebst geschwuren der Wange und des Conjunctivalsackes. (Wien, 1890, p. 236).

MACKENSIE. — A case of a malignant polypus of the nose. (Brit. med. j. London, 1898, p. 81.)

MAGRO. — Un caso d. tuberculosis vegetante de la nariz. (Rev. de med. y cirurg. pract. Madrid. 1898, 39. 45).

NEISSER. — Ziemmsen's Handbuch. Bd. XIV.

NEWMAN. — Malignant diseases of the throat and nose.

NATIER. — Des polypes de la cloison des fosses nasales. (Ann. de la Policlin. de Paris, 1893, p. 153.) (France médicale Paris, 1893, nº 305.)

NOQUET. — Polype saignant des fosses nasales. (Rev. internat. de Rhinol. Paris, 1897, p. 492.) Un cas de tumeur papillaire de la cloison. (Rev. intern. de Rhinol. Paris, 1898, p. 300.)

OLYMPITIS. — Thèse de Paris. (1890, nº 274.)

OXODI. — Sarcome des fosses nasales. (Rev. mens. Laryngol. 1894.)

PLICQUE. — Etude sur le diagnostic et le traitement des tumeurs malignes des fosses nasales. (Annal. des mal. de l'oreille. Paris, 1890, p. 161.) Tuberculose des fosses nasales. (Paris, 1890, p. 797.)

Preysing. — Tuberculome des Nasenschleimhaut (Wiesbad. 1897, p. 64).

Prota. — Tuberculosi vegetanti del naso. (Arch. ital. di laryngol. Napoli, 1900, n° 10).

Martini. — Tubercul veget. del naso. (Arch. ital. di laryngol., 1899).

Routier. — Sarcome du nez. (Revue de chirurgie, 1887.)

Riedel. — Deutsche Zeitung fur chirurgie. (1878, p. 56.)

Riehl. — Wiener med. Wochenschrift (1881, n° 41.)

Raulin. — Lupus primitif de la muqueuse nasale. (Thèse de Paris, 17 juillet 1889.)

Rueda. — Syphilome primitif intra-nasal à forme anormale. (Rev. de laryngol., Paris, 1895, p. 137.)

Ripault. — Syphilides nasales végétantes. (Ann. des mal. de l'oreille, du nez, Paris, 1895, p. 214.) Un cas de tuberculose végétante de la fosse nasale droite. (Ann. des mal. de l'oreille, Paris, 1899, p. 200-203.)

Spillman. — Tuberculose des muqueuses. (Th. d'agrég. 1878.)

Sokolewski. — Gazeta Lekarska (1885, n° 51).

Schaeffer. — Deutsche med. Wochenschrift (n° 15, 1887).

Suarez de Mendoza. — Rev. de laryngol. (1889, p. 714).

Simonin. — Contribution à l'étude du lupus pseudo-polypeux des fosses nasales. (Rev. de laryngol., Paris, 1895, p. 785.)

Sacks. — Munchen med. Wochenschrift. (1897, p. 1173).

Tornwaldt. — Deutsche arch. für klinische medicin (1888, Bd. xxvii.)

Tillaux. — Sarcome des fosses nasales. (Gaz. des hôp., Paris, 1890, p. 718.)

Thibierge. — Chancre syphilitique des fosses nasales. (Gaz. hebd. de méd., Paris, 1894, p. 108.)

Tixier. — Lupus primitif des fosses nasales. (Province méd., Lyon, 1895, p. 49.)

Thomson. — Primary tuberculosis of the nasal cavities. (Bull. med. j. London, 1897, p. 1263.)

Tissier. — Tumeur du nez. (Ann. des mal. de l'oreille. Paris, 1898. p. 1-33.)

Theisen. — Tuberculoses of the nose. Albany med. ann., 1898.

Willigk. — Prager Vierterjahreschrift. (Bd. xxxviii, 1853.)

Weichselbaum. — Allgemeine Würtemb. med. Zeitung (n° 27, 1881). Centralblatt fur klinische chirurgie (1882).

Volkmann. — Sammlung klinische Vortrage (n° 168).

Verneuil. — Epithél. des fosses nasales. (Sem. méd., 1882.)

Viennois. — Sarcome Mélanique. (Lyon médical, 1872).

Weinlechner. — Sarc. du nez. Bericht der K. Krank. Rudolph stiltung (Wien, 1876).

Wilke. — Sarcome du nez. (Dissert. Greinwald, 1890.)

Wroblewski. — Dwa prypadki gruzlicy blacy sluyowy nosa. (Gazeta Lekarska Warszawa, 1893, p. 491.)

Von Gerszewski. — Ueber tuberculome der Nasen. Schlei- mhart. (Kœnigsberg, 1896, p. 28.)

Wolsham. — Primary Tuberculosis of the nasal cavities. (J. Path. hos. London., 1898 99, p. 39.)

William Lincoln. — Granulome tuberculeux du nez. (Rev. hebd. de Laryngol. Paris, 1902, p. 437.)

Zapparelli. — Gazeta di Mantova, 1898, p. 80.

Bourgeois. — Thèse de Paris, 1902, n° 268.

Rosenberg. — De l'emploi de l'extrait surrénal en rhino-laryn- gologie. (Rev. hebd. de Laryngol. Paris, 1902, p. 10.)

Northon Wilson et Takamine. — Notes cliniques sur l'adré- naline. (New-York). (Rev. hebd. de Laryngol., 12 avril 1902, p. 439.)

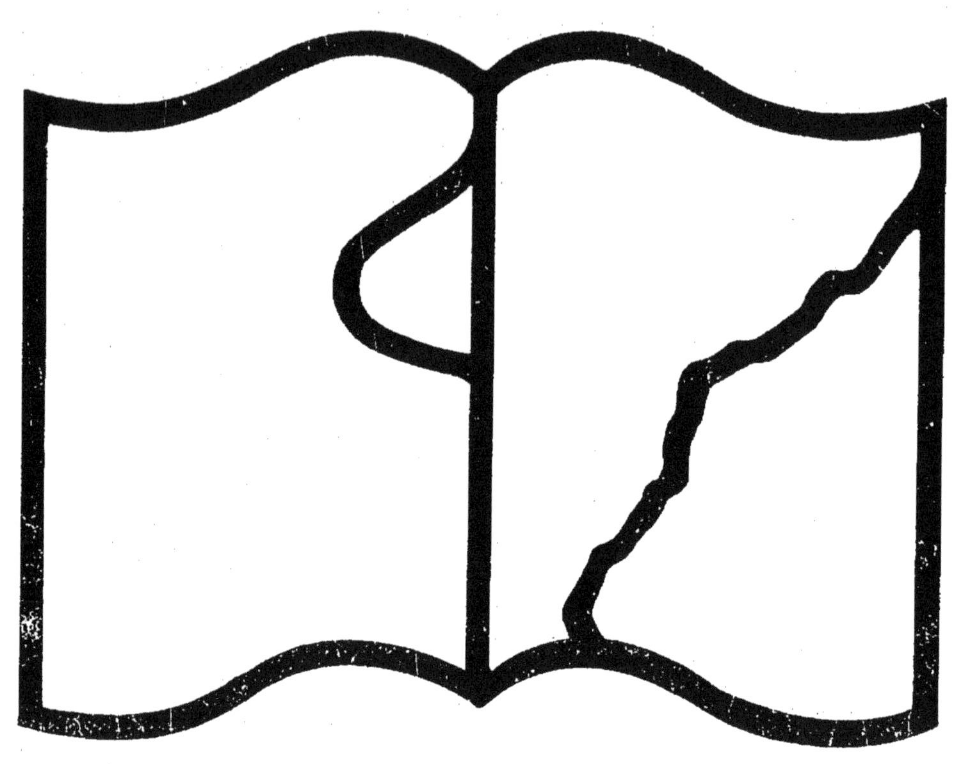

Texte détérioré — reliure défectueuse

NF Z 43-120-11

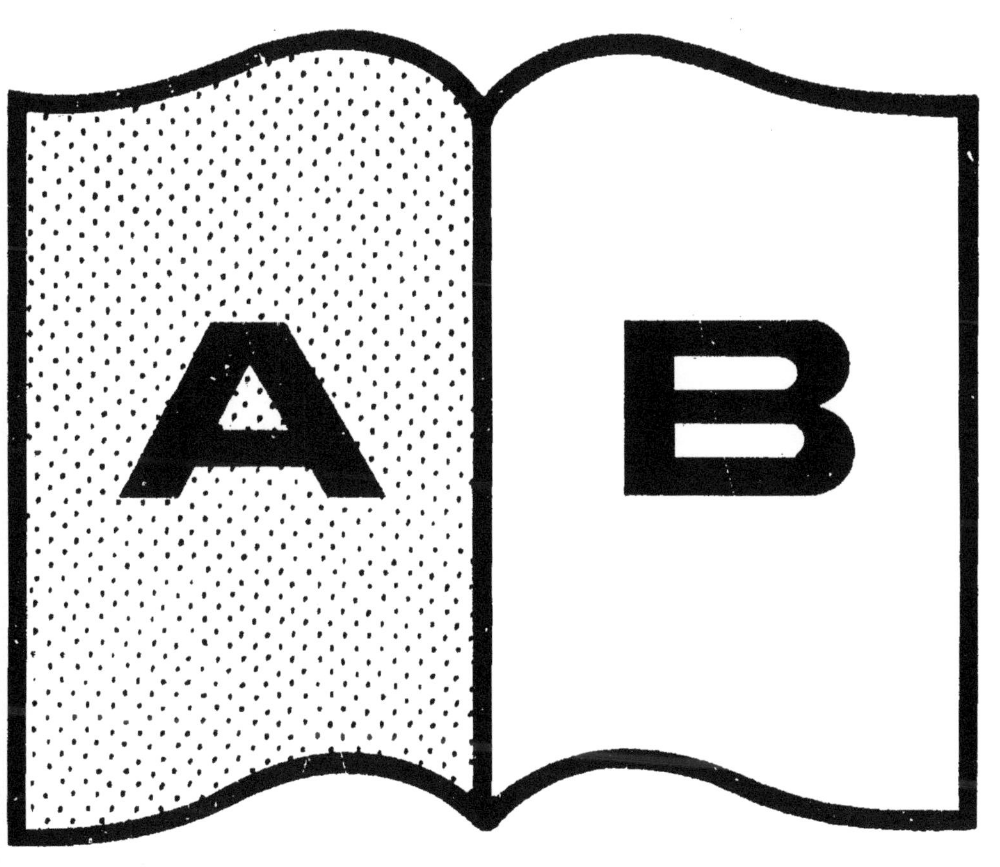

Contraste insuffisant

NF Z 43-120-14

9 782016 200759